许尤佳育儿丛书

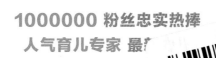

1000000 粉丝忠实热捧

人气育儿专家 最

许尤佳
小儿营养与辅食

儿科主任
博士生导师　　许尤佳　著

SPM 南方出版传媒

广东科技出版社 | 全国优秀出版社

· 广州 ·

图书在版编目（CIP）数据

许尤佳：小儿营养与辅食 / 许尤佳著 . — 广州：
广东科技出版社，2019.8（2022.1 重印）
（许尤佳育儿丛书）
ISBN 978-7-5359-7187-6

Ⅰ . ①许… Ⅱ . ①许… Ⅲ . ①婴幼儿—营养卫生②婴
幼儿—食谱 Ⅳ . ① R153.2 ② TS972.162

中国版本图书馆 CIP 数据核字 (2019) 第 148193 号

许尤佳：小儿营养与辅食

Xuyoujia:Xiao'er Yingyang Yu Fushi

出 版 人：朱文清
策　　划：高 玲
特约编辑：黄 佳　林保翠
责任编辑：高 玲　方 敏
装帧设计：深圳 · 弘艺文化 HONGYI CULTURE
摄影摄像：
责任校对：谭 曦
责任印制：彭海波
出版发行：广东科技出版社
　　　　　（广州市环市东路水荫路 11 号　邮政编码：510075）
销售热线：020-37607413
http：//www.gdstp.com.cn
E-mail：gdkjbw@nfcb.com.cn（编务室）
经　　销：广东新华发行集团股份有限公司
印　　刷：佛山市华禹彩印有限公司
　　　　　（佛山市南海区狮山镇罗村联和工业西二区三路1号之一 邮政编码：528225）
规　　格：889 mm×1194 mm　1/24　印张7　字数150 千
版　　次：2019 年 8 月第 1 版
　　　　　2022年1月第3次印刷
定　　价：49.80 元

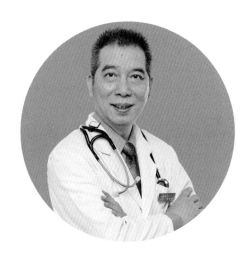

儿科主任 / 博士生导师　许尤佳

- 1000000 妈妈信任的儿科医生
- "中国年度健康总评榜"受欢迎的在线名医
- 微信、门户网站著名儿科专家
- 获"羊城好医生"称号
- 广州中医药大学教学名师
- 全国老中医药专家学术经验继承人
- 国家食品药品监督管理局新药评定专家
- 中国中医药学会儿科分会常务理事
- 广东省中医药学会儿科专业委员会主任委员
- 广州中医药大学第二临床医学院儿科教研室主任
- 中医儿科学教授、博士生导师
- 主任医师、广东省中医院儿科主任

许尤佳教授是广东省中医院儿科学科带头人，长期从事中医儿科及中西医儿科的临床医疗、教学、科研工作，尤其在小儿哮喘、儿科杂病、儿童保健等领域有深入研究和独到体会。特别是其"儿为虚寒体"的理论，在中医儿科界独树一帜，对岭南儿科学，甚至全国儿科学的发展起到了带动作用。近年来对"升气壮阳法"进行了深入的研究，并运用此法对小儿哮喘、鼻炎、湿疹、汗证、遗尿等疾病进行诊治，体现出中医学"异病同治"的特点与优势，疗效显著。

先后发表学术论文30多篇，主编《中医儿科疾病证治》《专科专病中医临床诊治丛书——儿科专病临床诊治》《中西医结合儿科学》七年制教材及《儿童保健与食疗》等，参编《现代疑难病的中医治疗》《中西医结合临床诊疗规范》等。主持国家"十五"科技攻关子课题3项，国家级重点专科专项课题1项，国家级名老中医研究工作室1项等，参与其他科研课题20多项。获中华中医药科技二等奖2次，"康莱特杯"著作优秀奖，广东省教育厅科技进步二等奖及广州中医药大学科技一等奖、二等奖。

长年活跃在面向大众的育儿科普第一线，为广州中医药大学第二临床医学院（广东省中医院）儿科教研室制作的在线开放课程《中医儿科学》的负责人及主讲人，多次受邀参加人民网在线直播，深受家长们的喜爱和信赖。

　　俗语说"医者父母心"，行医之人，必以父母待儿女之爱、之仁、之责任心，治其病，护其体。但说到底生病是一种生理或心理或两者兼而有之的异常状态，医生除了要有"医者仁心"之外，还要有精湛的技术和丰富的行医经验。而更难的是，要把这些专业的理论基础和大量的临证经验整理、分类、提取，让老百姓便捷地学习、运用，在日常生活中树立起自己健康的第一道防线。婴幼儿时期乃至童年是整个人生的奠基时期，防治疾病、强健体质尤为重要。

　　鉴于此，广东科技出版社和岭南名医、广东省中医院儿科主任、中医儿科学教授许尤佳，共同打造了这套"许尤佳育儿丛书"，包括《许尤佳：育儿课堂》《许尤佳：小儿过敏全防护》《许尤佳：小儿常见病调养》《许尤佳：重建小儿免疫力》《许尤佳：实用小儿推拿》《许尤佳：小儿春季保健食谱》《许尤佳：小儿夏季保健食谱》《许尤佳：小儿秋季保健食谱》《许尤佳：小儿冬季保健食谱》《许尤佳：小儿营养与辅食》全十册，是许尤佳医生将30余年行医经验倾囊相授的精心力作。

　　《育婴秘诀》中说："小儿无知，见物即爱，岂能节之？节之者，父母也。父母不知，纵其所欲，如甜腻粑饼、瓜果生冷之类，无不与之，任其无度，以致生疾。虽曰爱之，其实害之。"0~6岁的小孩，身体正在发育，心智却还没有成熟，不知道什么对自己好、什么对自己不好，这时父母的喂养和调护就尤为重要。小儿为"少阳"之体，也就是脏腑娇嫩，形气未充，阳气如初燃之烛，波动不稳，易受病邪入侵，病后亦易于耗损，是为"寒"；但小儿脏气清灵、易趋康复，病后只要合理顾护，也比成年人康复得快。随着年龄的增加，身体发育成熟，阳气就能稳固，"寒"是假的寒，故为"虚寒"。

在小儿的这种体质特点下，家长对孩子的顾护要以"治未病"为上，未病先防，既病防变，瘥后防复。脾胃为人体气血生化之源，濡染全身，正所谓"脾胃壮实，四肢安宁"，同时脾胃也是病生之源，"脾胃虚衰，诸邪遂生"。脾主运化，即所谓的"消化"，而小儿"脾常不足"，通过合理的喂养和饮食，能使其健壮而不易得病；染病了，脾胃健而正气存，升气祛邪，病可速愈。许尤佳医生常言：养护小儿，无外乎从衣、食、住、行、情（情志）、医（合理用药）六个方面入手，唯饮食最应注重。倒不是说病了不用去看医生，而是要注重日常生活诸方面，并因"质"制宜地进行饮食上的配合，就能让孩子少生病、少受苦、健康快乐地成长，这才是爸爸妈妈们最深切的愿望，也是医者真正的"父母心"所在。

本丛书即从小儿体质特点出发，介绍小儿常见病的发病机制和防治方法，从日常生活诸方面顾护小儿，对其深度调养，尤以对各种疗效食材、对症食疗方的解读和运用为精华，父母参照实施，就可以在育儿之路上游刃有余。

目 录 Contents

Chapter 1 好妈妈会喂养，改变孩子一生的营养计划

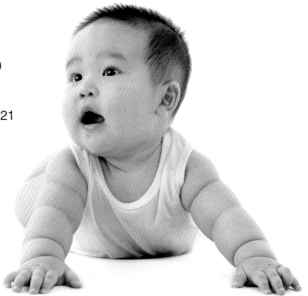

Chapter 2　7个月，辅食添加从米粉开始

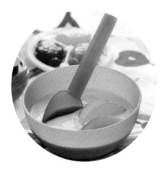
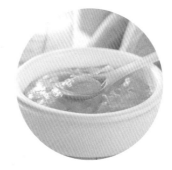
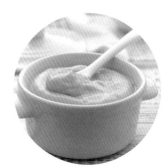

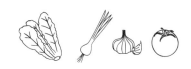

Chapter 3 8 个月，尝试香香糯糯的泥状辅食

Chapter 4 9 个月，羹类食物锻炼宝宝咀嚼能力

Chapter 5 10 个月，手抓食物享受吃饭乐趣

Chapter 6 11 个月，宝宝更愿吃大颗粒食物

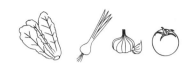

Chapter 7　12 个月，鼓励宝宝学习自己吃饭

Chapter 8　1 ~ 1.5 岁，让宝宝做个小小美食家

Chapter 9 1.5～2岁，宝宝爱上丰富多样的美味辅食

Chapter 10 2～3岁，开启宝宝的吃喝盛宴

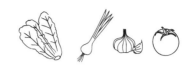

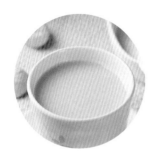
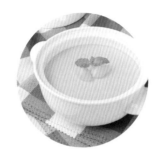
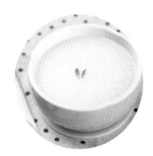

Chapter 11　功能性食谱，宝宝吃得香、身体棒

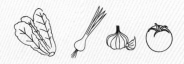

Chapter 1

好妈妈会喂养，
改变孩子一生的营养计划

作为家长，
只有正确认识并理解了孩子的生理、病理特点，
才能保证孩子在无病时得到合理调护，
有病时接受科学的治疗。
绝不能把孩子看成是成人的缩影，
一切按照成人的意愿随心所欲地调治，
否则将事与愿违、事倍功半。

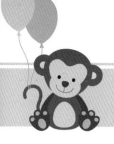

关于小儿辅食添加的基础课堂

通常情况下，妈妈甘甜的乳汁只能满足 6 个月以内宝宝的营养需求，之后就要逐渐断奶，添加辅食。断奶，即我们说的给孩子断母乳。所有孩子最后都会成功断奶，所以，不用担心断不了，这是一定能成功的！孩子断奶有各种各样的方法，这里我要特别指出三个最关键的地方，家长一定要了解。

大部分宝宝 7～8 个月时开始出牙，步入蠕嚼期，消化功能也大大提升。9～11 个月时，进入细嚼期，嘴部的肌肉开始发育，舌头可以前后、上下、左右活动，也可利用牙龈和牙齿来咀嚼食物。到 12 个月时，宝宝普遍长出 8 颗乳牙，进入自由咀嚼期，具备了一定的咀嚼能力，能接受一些成形的固体食物，因此可以一天喂 3 顿辅食，辅食的种类逐渐向大人的饮食过渡，但食物质地还是要以细、软、烂为主。

（1）什么时候给孩子断奶最好？

给孩子断奶最好的时机是在他们消化情况良好，环境比较稳定的时候。首先观察孩子消化情况好不好。如果孩子这一两周晚上睡觉比较安稳，大便、口气都正常，舌苔也不是太厚，就可以考虑给孩子断奶。如果孩子伴有明显的消化不正常，那就得缓一缓，等调理好了再断奶。乳食变化、情绪波动都会给孩子带来影响。其次还要考虑气候和环境因素。有一些大的变化，比如过热、过冷、气候明显变化的时候要避免。一些家长会把孩子带回老家或者到其他地方旅游，到新环境中给孩子断奶，这样做孩子生病的概率会比较高。

（2）孩子母乳喂养到几岁最好？

母乳超过 6 个月，就是成功的妈妈！很多家长会因为没有坚持喂到 2 岁，感到对不起孩子，特别自责，情绪很失落，这是完全没有必要的！母乳当然是特别好的，理论上，能够喂久一点是好事。但在实际情况中，1 岁以后孩子的健康问题，往往不是因为没有母乳吃，而是因为乳食过量，喂养方法不对。积滞伤脾反而是最高发的问题。孩子在 6 个月后母体自带的抗体没有了，这个时候马上断奶偏早，在顾护好孩子脾胃的前提下，喂到 1 岁是比较好的。喂到 2 岁，我个人觉得有些偏久了，并不赞同。6个月后，开始添加辅食，这时是孩子脾胃受损的高发期，家长关注的重点应该是孩子的消化问题。顾护好脾胃营养才能被吸收，否则喝再多的母乳也没用。

（3）除了断母乳，更要重视断夜奶

孩子到1岁以后，就要断夜奶。这是顾护孩子脾胃的一个很关键的技巧。很多家长断母乳，但是晚上睡觉前还是给孩子喝一大瓶奶，半夜三四点，孩子迷迷糊糊，又给孩子喝一大瓶奶。脾胃完全没有时间休息，超负荷运作，孩子很快就会生病。有的孩子断奶后容易生病，不是因为母乳吃少了，而是夜奶吃多了，损伤了脾胃。家长等孩子到了1岁左右断母乳，就是

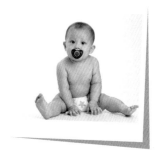

断夜奶最好的机会。如果孩子有吮吸的需求，就让孩子用奶瓶喝水。这样过几天就可以把夜奶戒掉了。

 ## 1 吃对辅食才能提高宝宝体质

北宋儿科医家阎孝忠在《阎氏小儿方论》中写道："半岁以后，宜煎陈米稀粥，取粥面时时与之。十月以后，渐与稠粥烂饭，以助中气，自然易养少病。唯忌生冷油腻荤茹甜物。"

唐代药王孙思邈在《千金要方》中写道："儿早哺者，儿不胜谷气，令生病，头面身体喜生疮，愈而复发，令儿尫弱难养。"

这两位著名医家都记录了给宝宝添加辅食的合理做法，包括添加的时间、食物的选择、添加的渐进过程、错误添加的后果等。多年的临床经验也证明这些是行之有效，且与孩子实际情况非常吻合的。

脾是后天之本。要宝宝体质好，首先就要避免孩子脾虚。易感儿、过敏儿、怎么吃都瘦瘦黄黄的孩子，大多是脾虚的。1岁之前有几个关键时期是最容易导致脾虚的：首先就是先天不足，出生时孩子就脾虚；其次在2～3个月，乳食过量，第一次造成孩子积食，伤脾；最高发的是在4～6个月添加辅食的时候，超过80%的小宝宝脾虚，都是由于错误的辅食添加造成的。所以宝宝吃对辅食很重要。

（1）什么时候吃第一口辅食？

有些家长觉得辅食中包含的营养成分会更多，所以认为早一点给宝宝添加辅食有利于身体健康。但事实不是这样，过早添加辅食会对宝宝造成诸多不良影响。

容易引发过敏：过早添加辅食导致的不利影响中最为突出的就是过敏，因为婴幼儿肠黏膜屏障包括它的物理性保护机制（胃酸、蛋白水解酶、黏液）以及淋巴组织、分泌性免疫球蛋白A、细胞免疫的免疫性保护机制，要等到 6 个月时才能发育完善，在此之前婴儿肠道的通透性较大，消化酶系统发育不成熟，又缺乏保护性抗体，如果过早添加辅食，即便是一小口，也很有可能导致过敏。

导致消化不良：婴幼儿的唾液腺分泌相对较少，直到 4 个月的时候开始逐渐增加，5 ～ 6 个月时分泌量明显增多，唾液中含有消化酶，能对食物进行初步消化。如果过早添加辅食，而又没有充足的消化酶将其消化，宝宝很容易出现腹泻等消化不良现象。

诱发营养失衡：母乳是母体根据宝宝的身体需要特别产出的，含有完备的蛋白质、维生素、矿物质、免疫因子等有益物质，可以满足 6 个月以内宝宝的身体需求。过早添加辅食，会造成母乳摄入量的减少，而且辅食中的营养物质也不能被很好地吸收、利用，稍不注意就会导致营养失衡。

曾经认为孩子 4 个月就可以开始添加辅食，但权威机构建议的辅食添加时间都是 6 个月以后。为什么要从 4 个月推迟到6个月？就是因为大多数宝宝的肠道能力不足，无法适应。我在临床上发现，孩子 4 个月添加辅食太早，至少要到 6 个月之后再添加辅食。如果是明显脾胃功能差的宝宝，比如早产儿、6 个月前用过抗生素的宝宝，或明显的过敏体质如反复湿疹很严重的宝宝，那就还

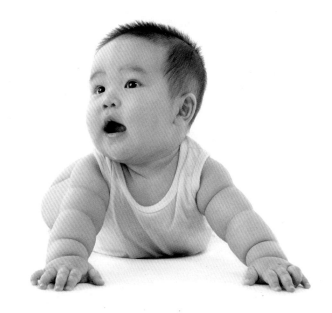

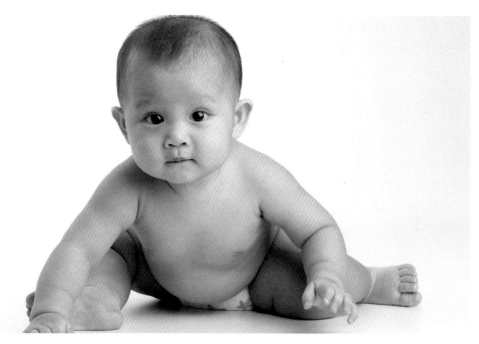

要再往后推迟辅食添加的时间。

"儿早哺者，儿不胜谷气，令生病，头面身体喜生疮，愈而复发，令儿尫弱难养。" 意思就是说：如果孩子过早添加辅食，消化吸收不了，就会生病，容易生疮患皮肤疾病，比如不少孩子添加辅食后很容易出湿疹，反反复复，非常难好，同时消化吸收不了伤了脾，孩子就会越来越难养了。

宝宝添加辅食的科学时间：

正常的宝宝：6个月以后添加辅食。

先天不足的宝宝：比如早产儿和出生体重过低、先天过敏体质的孩子，要推迟添加辅食的时间。

脾后天明显受伤的宝宝：比如用过抗生素、激素等攻伐过猛的药物的宝宝，要推迟添加辅食的时间。

推迟添加辅食，不用担心母乳营养不够，孩子能消化吸收才是最关键的。推迟的目的是让宝宝的脾胃肠道功能再成熟一些。那么，推迟到什么时候添加呢？一般推迟到7～8个月的时候添加，依孩子具体的消化情况而定。

（2）第一口辅食吃什么？

第一口辅食吃米汤。"取粥面"就是煮至浓稠的粥表面那一层米汤，也称"米油"。米油，味甘，性平。《本草纲目拾遗》说它"滋阴长力，肥五脏百窍"。李时珍说"米油是人参汤"，婴儿食米油，"百日则肥"。米汤生津、润燥、润肠、健脾的功效是非常显著的。此外，我最看重的是其补气的功效，孩子最须顾护的就是气机。古人甚至用米汤来补虚，清代名医王士雄对米汤的评价是："贫人患虚症，以浓米汤代参汤。"米汤食疗的功效不亚于其他辅食，但是能成为孩子的第一口辅食是因为它有一个重要前提：非常好消化！

（3）利用辅食渐进式断奶，合理喂养母乳、配方奶及辅食

给孩子断奶只要做到以下三点，妈妈们就会感觉比较轻松了。

首先，在月子里就让宝宝适应奶瓶。对于孩子而言，断奶过程中一个很大的问题，就是对奶瓶的适应力。很多妈妈在断奶后只能用勺子甚至滴管喂奶。有些妈妈上班后，孩子因为用不惯奶瓶，竟然一整天都不喝奶！为了让孩子适应奶瓶，在月子期间，妈妈们可以白天把母乳吸出来，放在奶瓶里给宝宝吸。慢慢地，除了夜晚亲喂，其他时间都是瓶喂。月子期是孩子最容易接受奶瓶的时期。这样坚持下来，孩子对奶瓶是不抗拒的，为后期妈妈返回职场、断奶等奠定坚实基础。

其次，在半岁之后逐渐减少夜奶。夜奶频繁是断奶的最大障碍。其实白天把宝宝喂饱了，夜奶就可以逐渐减少。有些宝宝夜里要起来几次。可以通过减少喂奶量、改喂水等方式，渐渐取消夜晚的喂奶，改喂水。宝宝就会逐渐不需要喝夜奶，一觉睡到天亮。夜奶很多时候不是因为孩子身体需要，而是家长的一种怕孩子饿的心理作祟。与其说宝宝需要夜奶，不如说是妈妈需要。有一种饿叫妈妈觉得你饿。夜奶之所以难断，一方面是宝宝已经养成了根深蒂固的习惯，另一方面是妈妈心里总觉得宝宝没吃饱睡不好。其实只要妈妈白天把宝宝喂好了，夜里根本不需要再进食。更何况好多妈妈在孩子六个月后已经添加了辅食或奶粉。打破大人对夜奶的依恋，消除宝宝吃不饱的妄想症，才是断夜奶的第一步。夜间对宝宝来说是非常重要的，是其生长素分泌最旺盛的时段，能保持不间断的睡眠，对宝宝的生长发育是有好处的。另外，辅食添加后有意识地帮孩子戒掉夜奶，也是呵护孩子脾胃很关键的一步，孩子脾胃好就会健壮少生病。此外妈妈也能有充分

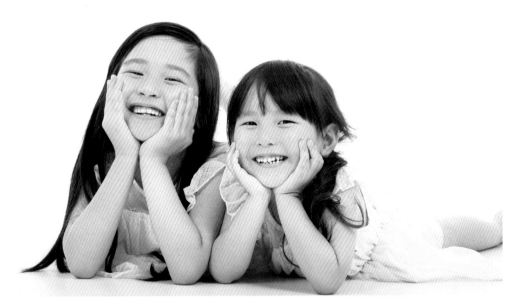

的休息，尤其是妈妈上班后，夜间睡眠对妈妈保存精力很重要。精力好了，才能有好的状态上班与育儿。

最后，半岁后逐渐加奶粉。即使母乳量是足够的，但为了让宝宝不排斥奶粉，在加入辅食后不久，也要给宝宝每天加一餐奶粉。老一辈说奶粉热气，孩子喝多了容易上火，但是有些宝宝会适应得非常好。很关键的一点，需要采用循序渐进的加奶粉方式，时刻关注孩子的消化情况。一方面观察宝宝对奶粉的适应程度，看看是否过敏；另一方面也要让宝宝的身体逐渐适应奶粉。由于这个阶段还添加了辅食，所以辅食的量和奶粉的量都是一点一点增加的，根据孩子第二天的消化情况，再逐步加量，让孩子在辅食、奶量、白开水之间更好适应。白天虽然添加辅食和奶粉，但是在总体的量上是宁少毋多的，同时逐步减少夜奶，让孩子的肠胃得到休息。

我一再强调一岁前让孩子断夜奶，这一点很关键，不会给孩子的脾胃造成太大负担，孩子的睡眠也就好了，很快就能整夜安睡了，断奶的过程孩子总体上也适应得很好。孩子逐渐减少母乳，母亲身体的泌乳量也会逐渐减少。涨奶厉害的母亲，建议多喝退奶茶。

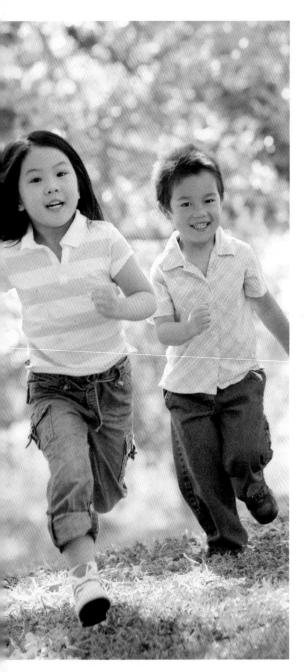

 2　正确添加辅食，呵护好宝宝的脾胃

我们常说孩子的体质基本由脾的功能所决定，也就是西医说的消化系统。而在孩子喂养的过程中，对脾的损伤最明显的一个时期就在辅食添加的过程。

脾胃是后天之本，气血生化之源。明代著名医家万全认为：脾胃壮实，四肢安宁；脾胃虚弱，百病蜂起。如果脾胃的功能比较虚弱，就容易滋生各种各样的病。而孩子先天脾胃功能就是虚弱的，饮食上稍微增加一点负担，孩子很容易就会积食，一旦积食，脾胃就容易受损，无法消化吸收营养，给五脏六腑输送能量，这样养出来的孩子抵抗力怎么可能会强呢？

孩子的脾胃先天弱到什么程度呢？就算正常饮食，不添加营养价值高的食物，他都有可能积食。最常见的便是哺乳期的宝宝，经常有家长问：明明月子里孩子胃口特别好，妈妈饮食也很清淡，也没给孩子吃其他东西，就是纯母乳喂养，为什么没过两个月，孩子就不爱吃了，一个月还长不到 1 斤？其实，就是因为前面胃口太好，吃得过量，孩子的脾胃感到压力，受到损伤。即便你很注意，饮食清淡，但是稍微过量，孩子的脾胃马上就受不了了。

家长损伤孩子脾胃的第一步通常都是

这样的：一开始因为孩子吃得少，不长肉，家长就想尽办法让孩子多吃，从此开始了恶性循环。很多孩子在母乳期脾胃就受损，主要就是这个原因。6个月内脾胃受损，6个月后再添加辅食，情况就更糟了。

其实孩子吃的是否过量，脾胃是否能够承受，日常都是会有所表现的，比如大便是否有奶瓣、晚上睡觉是不是突然不安、口气是不是有酸臭味、舌苔会不会比平时更加厚腻等。观察到这些情况，就要适当控制孩子的饮食，保证消化情况的良好。所以，孩子要养好脾，首要在于保证日常消化的良好，不要给脾胃过多负担，预防积食，及时消食导滞。

6个月后，母乳依然能为婴幼儿提供一部分营养能量和免疫能力，母乳仍然含有蛋白质、钙、维生素以及各种免疫保护因子等。但此时的能量已经不充足了，所以需要添加辅食来补充如铁、锌、维生素A等物质，以此达到均衡营养的作用。

孩子添加辅食的正确时间，是脾的能力成熟，能够适应和消化辅食的时候。

判断孩子是否适合添加辅食的标准，关键就是看孩子的脾。添加新的食物，对脾是个挑战。脾胃肠道需要一个适应的过程，如果能力不到位，消化吸收不了，那么脾就会过负，马上就积滞。这个时候如果家长不晓得放缓节奏，继续添加辅食，甚至加量，那么脾很快就会出问题。孩子很快就会出现所谓的"厌奶期"，其实就是积滞，脾受损了。

需要特别注意的是，有的家长总是担心孩子长得瘦小。看到白白胖胖、虎头虎脑的孩子，家长都会说上一句"长得真结实"；如果孩子瘦瘦小小、面黄肌瘦，家长就会担心孩子营养不足，甚至会向医生询问可不可以打生长激素。这是典型的喂养误区。

孩子的身高体重受先天因素（遗传因素）和后天因素（喂养因素）两方面的影响，排除遗传因素，孩子生长发育"落队"多半是脾胃功能太差造成的，如果不从"根"上入手，再多的"表面功夫"也无济于事。

打生长激素，短期内可以起到补充营养的作用，但从长远角度考虑，并不能调理孩子的脾胃，过段时间相同的问题依旧会再次出现。

从某种程度上来说，打生长激素会破坏孩子体内环境的平衡，到底是好还是坏，不能一概而论，但还是建议家长不要盲目给孩子打生长激素。

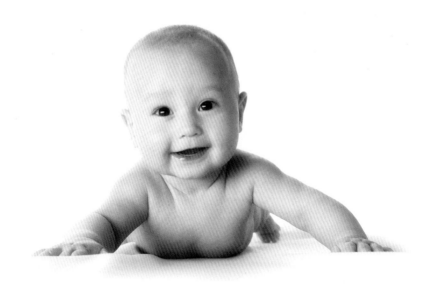

（1）怎么判断宝宝是否已经准备好接受辅食

孩子添加辅食的时间，起码在 6 个月后。6 个月之后，给孩子添加辅食，一定要每天观察孩子的消化情况。如果大便中明显有大量的食物残渣，或者其他不正常的表现，那么就要减少添加的量，甚至先停一停，过一段时间再尝试添加。

宝宝想吃什么，该吃什么，自己也会发出"信号"，只要家长细心观察，就能抓住辅食添加的适宜时间。

◆宝宝的体重达到出生时的 2 倍，例如宝宝刚出生的时候体重为 3.5 千克，此阶段的体重已经达到了 7 千克左右，家长就可以考虑添加辅食了。

◆宝宝每天都会喝 1000 毫升以上的母乳或配方乳，喂奶次数 8～10 次。

◆宝宝能够自己靠坐或者在家长的扶持下坐着，能够控制头部的转动、保持上半身平衡，并通过前倾、后仰、摇头等简单的动作表达想吃或不想吃的意愿。

◆当看到大人吃东西时，宝宝会表现出好奇或者想尝试的行为，例如抓勺子、抢筷子、伸手抓食物等。

◆家长将食物触及宝宝嘴唇，宝宝会表现出吮吸的动作，尝试着咽下，并表现出很开心的样子。

当家长观察到以上表现时，就说明宝宝可以开始尝试辅食了。如果暂时还没有出现以上情况，也不要着急。每个孩子的生长发育都存在一定差异，爸爸妈妈切不可盲目让宝宝尝试辅食，时间过早宝宝可能会因为消化功能尚未成熟，而出现呕吐、腹泻等情况，而过晚添加则会造成营养不良。总之，家长要在适宜的时间，让宝宝尝试辅食。

（2）各个阶段如何添加辅食

◆ 6个月以内，母乳是最好的。

◆ 7～9个月，开始添加辅食，主要是尝试，让肠道适应，培养宝宝进食的兴趣和好习惯。

◆ 10～12个月，在正常添加辅食的情况下，可给宝宝一些颗粒状、固态、有渣的食物。

◆ 1岁以内的宝宝，不用考虑喝什么汤。最好的健脾方法，就是减少脾的负担。在辅食选择上，要考虑孩子"虚寒之体"的特点，过于寒凉的食物要少给宝宝吃，不要一开始就让孩子生冷生湿。

添加辅食要遵循一定的原则：由少到多，由稀到稠，由细到粗，循序渐进。刚开始添加的时候，食物要单一。以流质为主，由稀到稠。记住不要给宝宝吃冷食。

辅食添加的过程中，先让孩子吃简单的米汤或者米粉，一个月之后如果消化各方面良好，才可以慢慢添加肉类。添加的顺序为先给孩子吃单一的米糊或粥，然后从蔬菜开始添加，比如胡萝卜粥、番茄粥、青菜粥，如果孩子第二天便便有食物残渣或者消化不好的表现，煮粥后就把蔬菜拿掉，先不吃渣，只喝粥。慢慢可以增加一些蔬果泥，比如薯仔泥、南瓜泥、番薯泥等。最后再增加肉类，一开始整块肉煮，给宝宝喝粥不吃肉，不要把肉打碎放到粥里，肉末对小宝宝来说也是很难消化的。八九个月以后再慢慢增加一点点肉末、肉片。

（3）辅食食材的选择要点

了解了辅食添加的时间和应循序渐进的原则以及口味要求，接下来就到了具体制作辅食的环节了。有些妈妈可能会问：什么样的食材才适合制作辅食呢？别急，接下来我们就来介绍一下辅食食材的选择要点。

◆首先，家长在购买食材时，最好选择当季食材，当季食材新鲜、味道纯正，而且价格便宜、易采购。春季的当季食材有上海青、小白菜、卷心菜、鲈鱼、鲤鱼、草莓、菠萝等；夏季有黄瓜、南瓜、西红柿、多宝鱼、三文鱼、哈密瓜、西瓜等；秋季有莲藕、胡萝卜、草鱼、虾、橘子、梨等；冬季有大白菜、菠菜、鲫鱼、鳝鱼、橙子、甘蔗等。

◆市售的婴儿食品家长可以适当选用，既可以缩短制作时间，还能增加自制辅食的口味，让宝宝更爱吃。只是在选购时，要购买质量有保证的产品。

◆需要提醒家长注意的是，鸡蛋虽然营养价值高，但不能作为辅食添加的首选，因为很容易引起过敏、消化不良等情况。

◆美国儿科学会建议，1岁以前的宝宝不推荐喝鲜奶，因为鲜奶中的钠和蛋白质含量太多，会增强其肾脏负担。如果没有特殊情况，2岁以前宝宝都应该喝全脂奶。

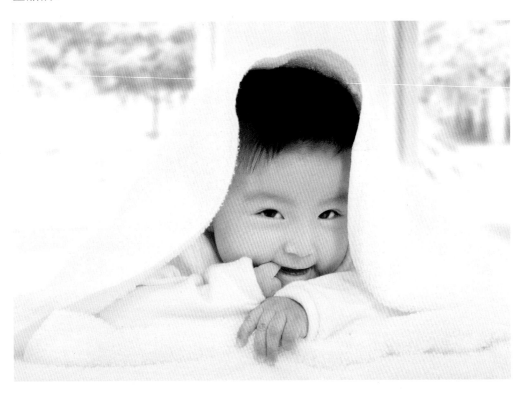

（4）选择合适的辅食制作工具

为宝宝制作辅食，合适的制作工具可以帮助家长轻松、方便地处理不同类型的食材，并高效地制作出适于宝宝食用且营养丰富的辅食，可以算是得力的"助手"。具体包括以下几项，仅供参考。

工具名称	工具用途	工具图片
料理机	料理机的功能有很多，既可以榨蔬果汁，也可以将食物打成泥，还能将芝麻、大米等磨成粉，大大缩短了料理时间	
研磨钵	将切成小块的食物放进研磨钵中研磨成泥或者粉，让食物变得易于咀嚼和吸收	
滤网	将食物中的大颗粒或者渣滓过滤掉，使辅食的口感更细腻	
量匙	不同大小的勺子，可以准确量取辅食	
磨泥板	多数情况下用来处理根茎类食材，可将食物磨成碎末	
分蛋器	用来分离蛋黄和蛋清，如果宝宝对蛋清过敏，可以食用蛋黄	
削皮器	削去蔬菜、水果的外皮，彻底清除农药残留	
食物剪	将肉或面条剪成适合宝宝食用的大小，不能与其他剪刀混用	
刀具	专用于辅食制作的刀具，制作生熟食物时要分开用	
砧板	处理辅食的食材最好用专用砧板，并保持清洁、卫生	

（5）正确加工、保存辅食

相比较成人味道、口感丰富的食物，婴幼儿的辅食则要讲究营养。在给宝宝制作辅食的过程中，家长要掌握一些正确的加工烹调方法，尽量减少营养的流失，并将没食用完的部分妥善保存。具体做法如下。

辅食加工

◆淘米时，随着淘米次数、浸泡时间的增加，米中的水溶性维生素和矿物质会有所流失；煮粥的时间太长，会使其中的 B 族维生素和维生素 C 遭到破坏；炸馒头、炸油条等经过高温油炸的面食，营养成分几乎损失殆尽。所以在制作米面等主食时，以蒸、煮方式为佳，同时要注意料理时间。

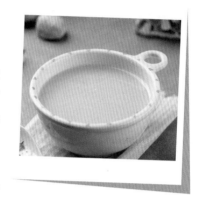

◆清洗蔬菜时要用冷水，不宜长时间浸泡、搓洗，否则水溶性营养素会遭到破坏；整根绿叶菜应在沸水中焯煮一下，以去掉草酸；如果是在面、粥中加入青菜，应在面、粥基本做熟后，加入焯水剁碎的蔬菜，尽快出锅，避免营养流失。

◆婴幼儿的咀嚼能力较差，最好食用泥糊状肉类，搭配蔬菜、米、面等一起食用，营养均衡。随着宝宝咀嚼能力的增加，可以将肉做成小肉粒、肉丁，经过蒸、煮的方式，熟透后给他们食用。

辅食保存

由于宝宝的胃容量有限，一次进食辅食的量很小，家长在制作辅食的过程中，要把控好量，不要一次制作太多，剩余部分要妥善保存，并尽快食用完。即便冰箱的低温环境不易让辅食变质，但营养成分也会流失。具体的辅食保存，需要借助一些食物保鲜工具来实现，家长可以参考以下做法：

制冰盒：可以用来保存多余的辅食，例如熬煮好的鱼汤、鸡汤，最好购买有附盒盖的。

保鲜盒：用来保存多余的辅食，最好标注日期。

保温罐：宝宝外出时，可以将辅食放进保温罐中，它便于携带，且保温效果好。

3 给宝宝添加辅食时的注意事项

正常 6 个月的宝宝长牙后就可以开始添加辅食了。一开始，宝宝的胃肠道都只是接受乳类，而对于辅食的性状和内容，肠道都是不习惯的，刚添加辅食的宝宝的大便可能会出现不消化的颗粒，或者绿色大便，或者有酸臭味，这就是最初添加辅食的宝宝对辅食未完全消化的表现。

如果这个时候辅食添加的量过多，不仅会导致大便不正常，还会导致宝宝积食，使宝宝连奶都不爱喝，出现厌食。此时宝宝多表现出舌苔厚腻，口气酸臭，睡觉不安稳。

添加辅食不要操之过急，少胜于多。

添加的量要由少到多；添加的种类要由一种到多种；辅食的性状要从稀到稠，从细到粗。辅食添加是一个循序渐进的过程，不能一蹴而就，欲速则不达，如果不给宝宝一个适应的过程，宝宝的消化就会出现很多问题。

从少量开始添加，如果宝宝大便是黄绿色并伴有酸臭味，就不能继续加量，而要适当减少一些。等过几天宝宝大便正常了再加量。需要根据实际情况而定，宝宝爱吃多少就给多少，千万不要哄喂。

这个时候若宝宝出现消化不良，也可以给其喝点三星汤或者做小儿推拿，帮助孩子消化。

很多孩子会在添加辅食的阶段脾胃开始受损，因此家长万不可大意。

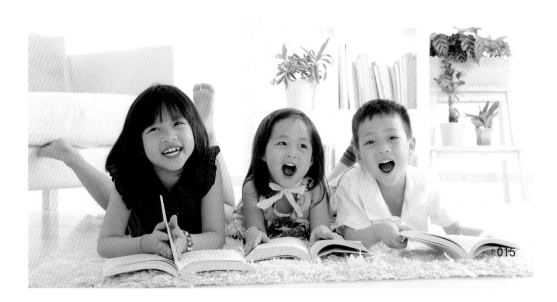

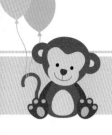

家长容易进入的辅食添加误区

婴幼儿的胃肠消化系统和口腔咀嚼能力都不及成人，在喂养方面有诸多禁忌和需要注意的细节。再次列举一些家长在喂养过程中容易进入的误区，由育儿专家给予科学解答，希望能给爸爸妈妈一些指导性意见。

1 把鸡蛋黄作为辅食首选

一直以来有很多家长，尤其是老一辈的人，他们认为鸡蛋有丰富的营养价值，适合长身体的婴幼儿，所以常常会把蛋黄作为辅食添加的首选。虽然鸡蛋确实营养价值高，但过早地给宝宝添加蛋黄却是一件很不妥当的事情。

比较关注宝宝营养需求的家长都知道，在刚添加辅食的时候，需要让宝宝多摄入一些富含铁的食物，以免出现缺铁性贫血，于是妈妈们就用蛋黄来补铁，然而事实是1个蛋黄的含铁量仅为0.4毫克，且铁的吸收率只有3%左右，并不是补铁佳品。此外，蛋黄中含有一种名叫类卵黏蛋白的成分，是导致过敏的重要"元凶"，如果宝宝过早摄入蛋黄，很容易出现呕吐、腹泻、皮疹等过敏反应。总而言之，鸡蛋黄不能作为辅食的首选。

需要提醒家长注意的是，鸡蛋黄不能作为首选，但也不代表宝宝一直不能吃，毕竟蛋黄的营养还是很丰富的。那什么时候可以吃呢？具体要怎么吃呢？

◆对于大多数宝宝来说，可以等到8个月左右的时候尝试鸡蛋黄，如果发现宝宝有过敏反应，或者宝宝本身就是过敏体质，则要等到1岁以后再尝试添加，以免加重过敏。

◆为了减少鸡蛋中营养成分的流失，最好食用水煮蛋。将鸡蛋煮熟，取出蛋黄。可以先从 1/8 个蛋黄的量开始，让宝宝尝试，如果没有不良反应，再逐渐增加食用量。

◆有些家长一餐辅食只让宝宝吃一个蛋黄，这种做法并不合理，因为只吃蛋黄没有碳水化合物的摄入，营养成分不均衡，最好搭配上米粉、蔬菜泥等，营养价值会更高。

温馨提示：从营养角度上讲，与鸡蛋黄相比，鹌鹑蛋黄没有明显优势，只是很多家长认为孩子小，一次吃不完整个鸡蛋黄，用鹌鹑蛋黄比较方便而已。

2 用米粥代替婴儿营养米粉

婴儿营养米粉和婴幼儿配方乳一样，都是专为婴幼儿设计的营养食品。而且越来越多的儿科专家、营养专家提出：首次添加辅食，从婴儿米粉开始为宜。但有些家长错误地将米粉当作米粥，或者觉得米粉属于工业化产品，担心食用安全，而直接用米粥来喂养宝宝，这种做法是错误的。

婴儿营养米粉与米粥看似是一字之差，但两者存在着很大的不同，尤其在营养含量层面。米粥的主要营养仍然是米的成分，即便是熬煮的时间长一点，粥看起来稠一些，但其营养成分并没有发生改变，而营养米粉则不同于普通的米粥，其中添加了这个年龄段宝宝生长发育所必需的多种营养元素，包括蛋白质、脂肪、维生素、DHA、膳食纤维、钙、铁、锌等，营养成分较为全面，营养价值远高于单一的米粥汤或水果泥，更能满足婴儿的生长需求，而且发生过敏的概率很低。有些品牌的婴儿营养米粉还添加了益生元或益生菌成分，可以协助调理宝宝的肠胃功能。营养米粉除了在营养含量方面具备优势之外，冲调起来也特别方便，没有固定的模式，家长可根据宝宝的实际情况自行掌握稀稠、多少。

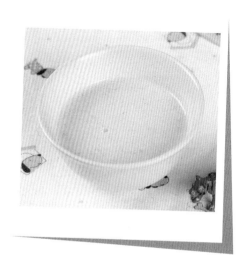

综上所述，营养米粉有着普通米粥难以逾越的优势，所以家长不要擅自用米粥代替米粉。但家长所担心的食品安全问题，也不是完全没有道理，这就需要在选购营养米粉时多比较一番，选择一款质量好、宝宝又喜欢的米粉，家长就不用再担心了。具体的选购方法，可以参考以下几项：

◆到大型超市或母婴店购买大品牌的营养奶粉，其质量、安全更有保障。

◆选购时认真查看包装，核对生产日期、保质期、营养成分、对应年龄段等。

◆购买后开封查验粉质色泽、气味以及冲泡形态等，如有异常及时退换。

3 用零食弥补能量不足

零食对孩子来说有着难以抗拒的"魔力"，好像任何时候只要有零食，就能让孩子主动完成家长的要求，无形之中零食所占据的分量越来越重，很多家长也习惯用零食来代替正餐，这是不正确的做法。

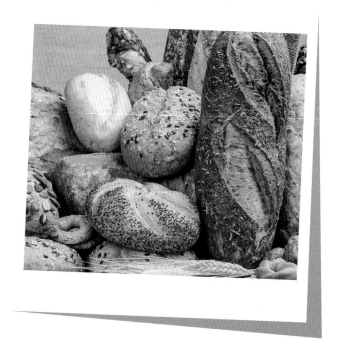

如果孩子一不愿意吃饭，家长就给他零食，这样只会导致一种恶性循环。而且有些婴幼儿的消化吸收能力还没有达到正常水平，很多营养都无法被吸收利用，即便家长认为零食可以为孩子提供能量，但其中的营养吸收率并不高，同时还占据了正餐的摄入量，既不利于良好饮食习惯的养成，也不能真正满足保证其生长发育所需的营养。

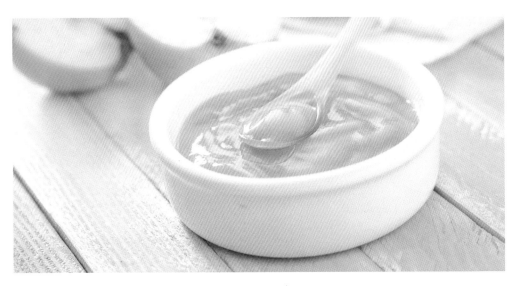

4 辅食越软烂越好

一说到宝宝的衣食住行，很多妈妈就会变得很紧张，尤其是新手妈妈，这样紧张、担心的情绪延伸到辅食的制作过程中，就演变为生怕宝宝呛着、噎着、消化不良，而将食物煮得软烂。但食物真的是越软烂越好吗？

对于这个问题，答案不是绝对的。在辅食添加的初期，食物确实要软烂，这样才能让宝宝好接受、好吸收。但随着他们慢慢长大，这样一成不变的软烂食物就不再适合，而是要调整辅食的性状，以适应宝宝发育的需求，否则会带来一系列不利影响。

影响咀嚼能力：咀嚼能力并不是宝宝天生就拥有的，而是需要后天进行练习的。如果宝宝长时间吃的辅食都太过软烂，其口腔肌肉难以得到锻炼，咀嚼能力也就难以被激发，甚至有的宝宝稍微吃到一些带渣的食物就会作呕，这都是长时间吃太软的食物导致的。

影响牙齿发育：软烂的食物无法给宝宝的牙齿和牙龈带来充足的挤压锻炼，如此一来牙齿的发育和排列就会受到影响，很有可能导致乳牙滞留、恒牙萌出缓慢等问题。此外舌头和其他口腔器官的灵活度不高，也会导致孩子说话含糊不清。

除以上两种影响外，孩子的口腔发育可能受限，所以家长千万不要一直让孩子吃过于软烂的食物。

5 让孩子过早接触成人食物

孩子的辅食要清淡原味，不能随意添加调料。而大部分成人食物的味道很丰富，所加入的调料也比较多，不适合让孩子过早接触。

如果家长过早地让孩子食用成人食物，丰富的口感体验会让他很难再接受原汁原味的辅食，这也是很多婴幼儿抗拒辅食的原因之一。有些家长抱有侥幸心理，认为给孩子偶尔尝尝大人的食物没关系，但事实上只要孩子接触过少许成人的食物后，都有可能刺激味觉过早发育，最终导致的结果就是孩子不再愿意吃辅食。所以提醒广大家长注意，不要因为宝宝看到自己在吃饭，表现出想要品尝的神情，就盲目给他吃成人食物。

6 在辅食中添加营养品

在日常生活中，我们经常会遇到这样的场景：几个妈妈坐在一起讨论自家宝贝，如果生长发育稍微慢一点，妈妈就会觉得是宝宝的营养不够，吃得不好。于是有些家长就会擅自做主，往辅食中添加营养品。

家长爱子心切的心情可以理解，但这种做法却不推崇。具体原因有以下几点，希望家长有所了解。

◆各个孩子的生长发育都存在一定的差异，相互之间不能盲目比较，只要处于正常水平，家长就不用过于担心，也没有必要急于补充营养品。

◆市场上购买的营养品，大多无法确定其有效成分和含量，也不排除加入添加剂、防腐剂的可能性，盲目添加很可能会让宝宝摄入有害物质，反而不利于生长发育。

◆辅食中添加营养品，还有可能导致某些营养元素过多，从而影响其他营养物质的吸收。

所以家长不要擅自、盲目在辅食中添加营养品，要想让宝宝获取充足且均衡的营养，最好通过饮食补充，既安全也能适时调整。

7 宝宝爱吃辅食就可以少喝奶

通常来说，只要辅食添加适当，宝宝在 10 个月左右的喝奶量就会逐渐减少甚至不喝，这是正常现象，家长不用过分担心。但有些妈妈认为宝宝已经添加了辅食，或者爱吃辅食就可以不喝奶了，这种观点是不正确的。

尤其是对刚刚添加辅食的宝宝来说，米糊、米汤是其主要添加物，这类食物的成分多半是水和淀粉，会被很快吸收、代谢，且相较于乳汁或配方奶，营养成分也过于单一，不能满足宝宝的生长需求。如果长时间让宝宝只吃辅食不喝奶，或者少喝奶，很有可能会造成发育迟缓等问题，所以妈妈最好在早晚再各喂一次奶，以保证宝宝营养的摄入。如果宝宝不爱喝奶，可以将其加入辅食中，让宝宝通过吃辅食吸收到母乳或配方乳的营养。

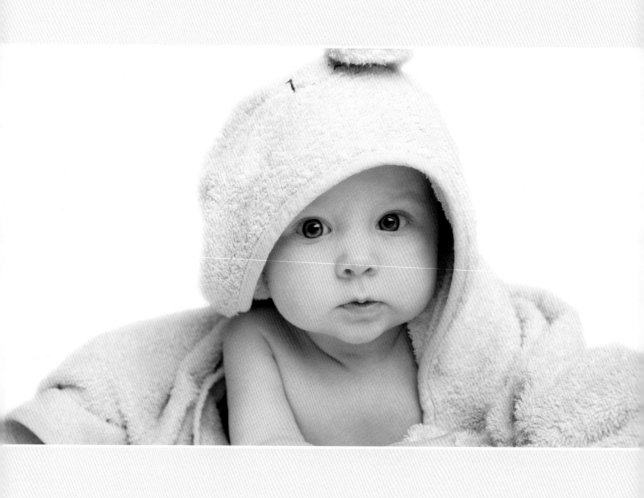

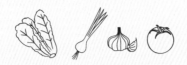

Chapter 2

7个月，
辅食添加从米粉开始

宝宝满6个月以后，
单纯的母乳或配方奶已经难以满足其生长需求，
妈妈需根据宝宝的生长发育情况适时添加辅食。
为了确保辅食的顺利添加，
同时又顺应宝宝的阶段特征，
第一口辅食建议从营养米粉开始。

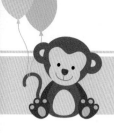

宝宝档案

经过半年时间的生长发育，7月龄阶段的宝宝在身体发育方面有了明显进步，尤其是口腔与消化功能，此时宝宝可以开始尝试辅食了，例如少量的米粉糊、米汤等。不过，妈妈的乳汁仍然是其主要的营养来源。

 1 生长发育特点

7月龄男宝宝		7月龄女宝宝	
身长（厘米）	65.5～74.7	身长（厘米）	63.6～73.2
体重（千克）	6.7～9.8	体重（千克）	6.3～9.6
口腔与消化功能	大部分此月龄的宝宝已经进入萌牙期，甚至有些宝宝已经长出了第一颗乳牙，喜欢把手、玩具等塞进嘴里；胃容量增大，可以消化少量稀一点儿的泥糊状食物		
体能特征	可以翻身；能独立坐一会儿；小手能向前俯抓东西；能用整只手把小东西抓紧或把东西在两手之间交换		
智力特征	开始关心外界事物，会低头找东西；看见家人会微笑；可以更长时间地玩弄玩具		

 2 宝宝营养需求

对于7个月左右的宝宝来说，每日所需的热量为每千克体重95～100卡（1卡=4.186焦耳），如果此时宝宝的体重为8千克，所需热量则是760～800卡；每日蛋白质的摄入量为每千克体重1.5～3克；脂肪的摄入量约占总热量的40%；但铁的需求量明显增加，大约为每日10毫克，这一需求量差不多是6月龄宝宝的3倍；维生素A的需求量为400微克维生素当量，维生素D为10微克，维生素C为50毫克；钙为400毫克，铁为10毫克。

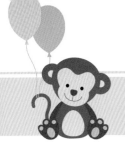

辅食添加指南

对于大部分宝宝来说，从7月大开始就可以尝试除母乳以外的食物了。宝贝成长阶段中的新变化总会让妈妈感到欣喜，只是若想宝宝能够顺利添加辅食，在具体喂养方面，还需要家长多了解一些细节。

1 可接受的食物形态

7月龄的宝宝的口腔功能有了进一步发展，例如可以利用舌头和上腭的挤压将食物捣碎，然后咽下，有些宝宝会长出乳牙。家长需基于宝宝具体的发育情况，选择宝宝可接受的食物形态。除了冲调均匀的营养米粉外，宝宝还可以吃一些液态的米汤、稀粥等。总之，作为初尝阶段，以宝宝接触、尝试辅食为主要目的，家长切忌不可着急、大意。

2 辅食添加的方法

刚刚开始添加辅食，为了能让宝宝顺利适应，辅食的质地要比较稀，大概是勺子舀起来可以轻松流下的状态，平常的米汤、稀粥或者蔬菜水就可以。等宝宝逐渐适应之后，再慢慢增加黏稠度，辅食的品种也可以逐渐增加，从米粉糊到蔬菜汁、水果糊等，最好是采取在米粉或稀粥中添加其他食材的方式制作，如菠菜米糊、苹果汁等。需要提醒家长注意的是，有些宝宝在刚开始吃辅食的时候，可能会产生紧张或抗拒情绪，建议妈妈抱着宝宝，让他靠坐在自己的身上，日后如果宝宝可以自己坐得比较稳，再让他自己坐在婴儿椅上吃辅食。在喂宝宝吃辅食时，汤匙的形状要近乎扁平，放在其下唇中央，与下唇保持水平，待宝宝上唇下落合上，食物进入口中时，慢慢将汤匙抽出，即完成一次喂食。有的妈妈可能会问，由于宝宝已经添加了辅食，那喂奶的次数和量会有什么变化呢？具体的喂食时间是不是也与之前不同？特此，我们总结归纳出下表，仅供参考。

哺乳与辅配餐食表	
哺乳次数	6～7次/天
每次哺乳量	母乳或配方奶180～240毫升/次
辅食黏稠度	舀起来可轻松流下的状态
辅食次数	1次/天
每次辅食量	60～100毫升/次
辅食食材	营养米粉、小米、大米、菠菜、胡萝卜、雪梨等
小叮咛	夜间可能还需要喂一次母乳或配方奶；每次只加一种新辅食

3 每日营养配餐

为了方便家长为宝宝制作出既营养又味美的辅食，同时也是为了给予新手爸妈一些制作参考，推荐以下每日营养配餐。

上午	6:00	母乳或配方奶180～240毫升
	8:00	母乳或配方奶180～240毫升
	10:00	母乳或配方奶180～240毫升
中午－下午	12:00	米汤60～100毫升
	14:00	母乳或配方奶180～240毫升
	16:00	母乳或配方奶180～240毫升
晚上	18:00	母乳或配方奶180～240毫升
	21:00	母乳或配方奶180～240毫升

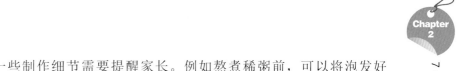

此外，还有一些制作细节需要提醒家长。例如熬煮稀粥前，可以将泡发好的大米或者小米磨碎，增加米所占的比例，米汤就会越来越浓稠；蔬菜经过热水汆烫后，打成汁再加入米糊中熬煮；一旦发现宝宝有异常反应，就要停止添加此类食物。

4 妈妈喂养经

由于宝宝的消化系统还没有发育完全，又处于刚刚添加辅食的阶段，妈妈在喂养宝宝的时候一定要注意观察其变化，例如有没有出现拒绝辅食的表现，吃辅食后有没有腹泻，或者其他异常情况，并积极应对。

◆6个月以前，宝宝生长发育所需要的营养物质由母乳完全给予，但随着宝宝的长大，所需要的营养物质逐渐增多，尤其是铁元素。为了避免缺铁性贫血的出现，妈妈要有意识地为宝宝增添富含铁的辅食，如强化铁的婴儿营养米粉，但要注意掌握好米粉浓度，不要调得过于黏稠。

◆为了让宝宝更容易接受辅食，在开始添加辅食的时候，可以选择先喂辅食之后再喂奶，如果喂完辅食之后，宝宝不想喝奶，妈妈也不用强喂；如果宝宝不是很喜欢辅食，或者拒绝尝试辅食，妈妈可以在宝宝觉得饿的时候，让他先喝一些母乳或者配方奶，再尝试喂少量辅食。

◆添加辅食的过程中，一次只让宝宝尝试一种新食物，连续摄入3～5天，如果没有出现过敏或其他异常情况，可以再尝试另一种食物。通常情况下，每1～2周可以在宝宝的食谱中加入一种新食材，确保7月龄宝宝能吃2～3种食材。

◆如果宝宝把刚吃进嘴里的食物吐出来，但没有表现出拒绝、厌恶的表情，就说明他不是不喜欢食物的味道，而是食物的性状不适合。此时妈妈要检查食物中有没有结块或者食物过干，然后把食物做得稀一点再喂食，宝宝就会比较容易接受。

◆如果宝宝食用某种食物后出现过敏反应，妈妈应立即停止添加此种辅食，过一段时间后再尝试；如果宝宝食用某种食物后出现腹泻，可能是过敏反应也可能与喂养方式不当有关，家长应积极查找具体原因。

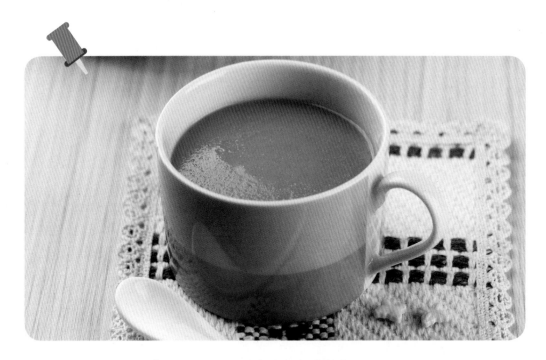

 胡萝卜糊

原料 胡萝卜碎30克，粳米粉50克。

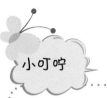

小叮咛

胡萝卜的材质较硬，榨汁的时间最好长一些。

做法

1. 备好榨汁机，倒入胡萝卜碎，注入清水，盖好盖子。

2. 选择第二挡位，待机器运转约1分钟，搅碎食材，榨出胡萝卜汁。

3. 断电后倒出汁水，装在碗中待用。

4. 把粳米粉装入碗中，倒入榨好的汁水，边倒边搅拌，调成米糊，待用。

5. 奶锅置于火上，倒入米糊，拌匀。

6. 用中小火煮约2分钟，使食材成浓稠的黏糊状。

7. 关火后盛入碗中，稍微冷却后食用即可。

南瓜泥

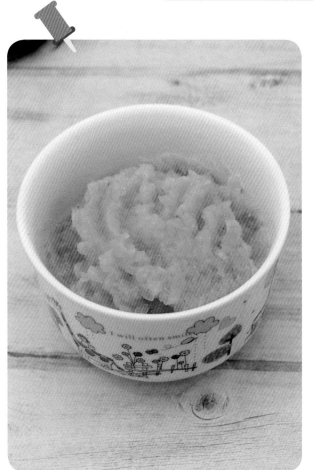

原料

南瓜 100 克。

做法

1. 将洗净去皮的南瓜切成片，取出蒸碗，放入南瓜片备用。
2. 蒸锅上火烧开，放入蒸碗。
3. 盖上盖，烧开后用中火蒸 15 分钟至熟。
4. 揭盖，取出蒸碗，放凉待用。
5. 取一个大碗，倒入蒸好的南瓜，压成泥。
6. 另取一个小碗，盛入做好的南瓜泥即可。

小叮咛　将南瓜切得薄一些，可以缩短蒸的时间。

扫一扫，学食谱

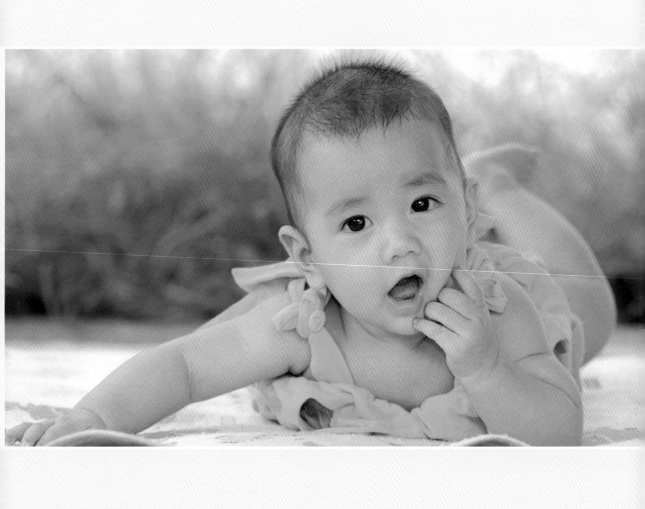

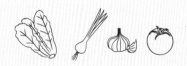

Chapter 3

8个月，尝试香香糯糯的泥状辅食

此月龄的宝宝不再满足于
汤汤水水的流质、半流质食物，
他们需要更高营养密度
和更粗糙质地的泥状辅食。
香香糯糯的味道，
为宝宝带来了新的味蕾体验，
与此同时也有助于宝宝的健康成长。

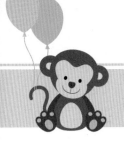

宝宝档案

到了出生后 8 个月，母乳对于宝宝来说不再像之前那么重要，但不代表妈妈可以就此断奶，明智的做法则是调整奶量。与此同时，辅食还在继续添加，每天摄入的量会有所增加，食物的性状也会发生改变。

1 生长发育特点

8 月龄男宝宝		8 月龄女宝宝	
身长（厘米）	66.2 ~ 75.0	身长（厘米）	64.0 ~ 73.5
体重（千克）	6.9 ~ 10.2	体重（千克）	6.4 ~ 10.0
口腔与消化功能	多数宝宝已经长出了乳牙，一般是 2 颗下门牙最先长出；可以咀嚼消化一些稍微粗糙点的食物，且消化的食物的种类也会比 7 个月的宝宝更多		
体能特征	可利用手和膝盖爬行；会拍手、摇手和准确地用手抓住物体，例如妈妈吃饭用的筷子或者汤匙；还能用拇指和食指捏起小东西，这一动作可以算是手部精细动作的一种		
智力特征	如果妈妈叫他的名字，宝宝会有反应；会模仿大人的动作和声音；还能举起胳膊表示"要抱抱"		

2 宝宝营养需求

8 月龄宝宝的营养需求与 7 月龄宝宝的营养需求差别不大，但有些宝宝可能存在缺铁的情况，这主要与孕妈妈孕期摄铁不足有关。众所周知，胎儿在妈妈肚子里的时候就开始吸收、储备营养，这样才会一天天长大并做好应对出生后成为独立个体的准备，但如果孕妈妈在孕期摄铁不足，出现缺铁性贫血，胎儿自身的铁储备也会变得不足。此外，辅食添加的过程中，没有及时摄入含铁的食物，也会造成宝宝后期体内缺铁。

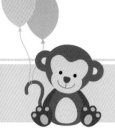

辅食添加指南

乳牙的萌出，不仅标志着宝宝的生长发育进入了一个新阶段，也说明宝宝可以尝试更多食物的味道。作为宝宝的营养师，家长一方面要多花些心思在宝宝的喂养上，另一方面还要帮助他尽快适应辅食添加。

1 可接受的食物形态

妈妈在为 8 月大的宝宝制作辅食时，可以侧重多准备一些泥状的软食，例如香蕉泥、红薯泥等。相比之前呈稀水状的辅食，泥状食物更能适应宝宝的口腔发育，有助于乳牙萌出，同时还能帮助宝宝学习咀嚼的技巧，促进口腔进一步发育。

2 辅食添加的方法

刚开始添加泥状辅食时，妈妈要以尝试的态度让宝宝逐渐适应食物的变化，等他慢慢习惯后，再增加摄入量，妈妈千万不能心急，以免影响辅食添加的效果。

此外需要提醒家长注意的是，随着辅食量的逐渐增加，母乳或者配方奶的奶量要有所调整。一般情况下，母乳喂养的宝宝每天喂 3 ～ 4 次，每次 180 ～ 210 毫升就能满足营养需求；如果是人工喂养，家长可以根据一日奶量计算公式算出具体的奶量，即一日奶量 =100×[110× 体重（千克）]/86，或一日奶量 =128 毫升 × 体重（千克）。

不过，掌握了奶量的计算方法之后，家长还要学会奶粉的调配方法。按体积配制：由于奶粉的表观密度为 0.5 ～ 0.6 克 / 毫升，因此冲调时应按奶粉与水 1：4 的比例，即 1 平匙奶粉加 4 平匙水冲调。如果注意观察奶粉的包装，在上面均可以找到不同月龄奶粉的用量、调配方法，每日喂养次数以及其他的相关事宜的详细说明。以上方法只能作为参考，具体的喂食量还是要根据宝宝的实际需求而定。具体的哺乳与辅食添加如下表：

哺乳与辅配餐食表	
哺乳次数	4 ~ 5次 / 天
每次哺乳量	母乳或配方奶 180 ~ 210 毫升 / 次
辅食黏稠度	泥糊状
辅食次数	2 ~ 3次 / 天
每次辅食量	80 ~ 120 毫升 / 次
辅食食材	7月龄辅食食材 + 蛋黄、山药、白菜、萝卜、鸡胸肉、香蕉等
小叮咛	随着奶量的逐渐减少，辅食的进食次数和数量要有所增加，在前一段的基础上，食材种类应更加丰富

3 每日营养配餐

经过之前一段时间的喂养，辅食对于宝宝来说已经不是什么新鲜事物了，他对于稍稍改变性状的泥糊辅食也比较容易接受，妈妈可以多选择一些营养丰富的食材，加工制作成辅食，既满足宝宝的味蕾，也能保证营养物质的摄入。

上午	6:00	母乳或配方奶 180 ~ 210 毫升
	9:30	母乳或配方奶 180 ~ 210 毫升
	12:00	蛋黄米糊 80 毫升
下午	15:00	母乳或配方奶 180 ~ 210 毫升
晚上	18:30	水果泥 80 毫升
	21:00	母乳或配方奶 180 ~ 210 毫升

新鲜的水果中含有丰富的维生素和微量元素，对宝宝的生长发育很有帮助，但在制作辅食时，妈妈一定要清洗干净，去皮、去核后，将果肉磨成泥或者打碎之后再让宝宝食用。那些容易引起过敏的水果，例如芒果、菠萝等不适合这一阶段添加。

4 妈妈喂养经

每位妈妈都希望自己的宝贝吃饭香香、身体棒棒，但对于已经进入出牙期的宝宝来说，由于乳牙萌出可能会造成口腔不适，宝宝的辅食添加也会受到一些影响。所以此阶段妈妈要注意以下喂养细则。

◆乳牙的萌出需要多种营养物质的供给，所以妈妈在选择食材时要尽量做到荤素搭配，新鲜的蔬果可以提供维生素和矿物质，而肉类则可以提供蛋白质，只有营养摄入得均衡、全面才能让宝宝顺利出牙。

◆对于此月龄仍然喜欢吮吸奶嘴的宝宝来说，大多数已经不再是为了解除饥饿、填饱肚子，而是因为对妈妈的依赖，尤其是夜醒的时候。如果妈妈一直放任宝宝对乳头的依恋，到断奶时可能会很"痛苦"。因此，建议妈妈从这一阶段起，逐渐减少宝宝不必要的吮吸。

◆辅食添加能让宝宝接触到更多的食物，但为什么有些宝宝会变瘦呢？如果妈妈通过体重检测发现宝宝变瘦了，可能是在喂养的过程中出现了一些失误，例如奶量减少得太多，辅食添加量不够，消化能力不适宜，让宝宝吃得多、拉得也多等。妈妈要尽快找到原因，并及时改正。

◆辅食在宝宝的饮食中占据着越来越重要的分量，但不是完全不需要喝奶。如果宝宝出现添加辅食后不喝奶的情况，爸爸妈妈不要过于担心，这一般只是暂时现象，一段时间之后宝宝会重新喜欢吃奶，千万不要见此情景就给宝宝直接断奶。正确的做法是奶能喂多少就喂多少，剩下的部分可以适当增加辅食的量。

◆还有的宝宝会在添加辅食之后出现便秘的情况，这多半与饮食结构不合理和饮水量不足有关，家长可以稍微增加一些蔬果的量，并让宝宝多喝水，即可改善症状。

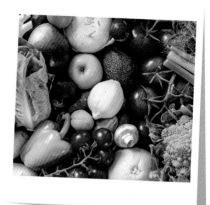

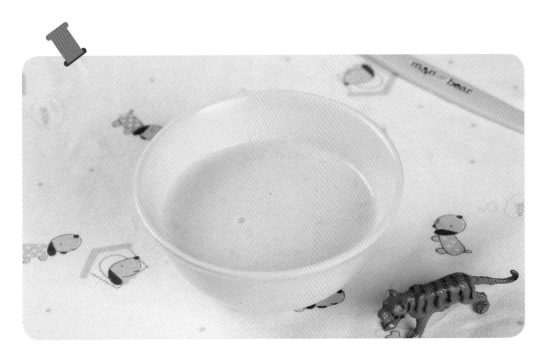

 蛋黄泥

原料 鸡蛋黄 1 个，配方奶粉 15 克。

做法

1. 砂锅中注水，用大火烧热，放入鸡蛋煮熟。
2. 捞出鸡蛋，过凉水，剥去蛋白，留取蛋黄。
3. 把蛋黄装入碗中，压成泥状。
4. 将适量温开水倒入奶粉中，搅拌至完全溶化。
5. 倒入蛋黄中，搅拌均匀，装入碗中即可。

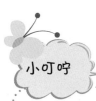

小叮咛

鸡蛋不宜煮太长时间，以免降低其营养价值。

甜南瓜胡萝卜稀粥

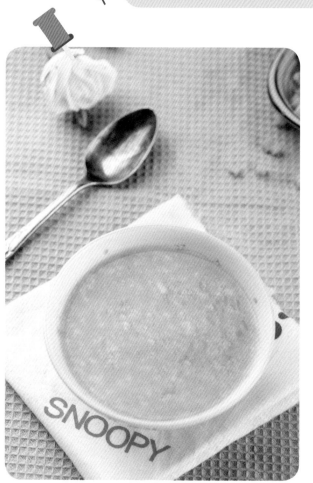

原料

胡萝卜40克，南瓜40克，水发大米60克。

做法

1. 将洗净去皮的南瓜切小粒；洗好去皮的胡萝卜切粒。
2. 砂锅中注入适量清水烧开，倒入备好的水发大米、胡萝卜粒、南瓜粒，煮开后转小火约40分钟至食材熟软。
3. 关火后盛出煮好的稀粥即可。

小叮咛　如果没有胡萝卜或者南瓜，也可以用其他食材代替。

扫一扫，学食谱

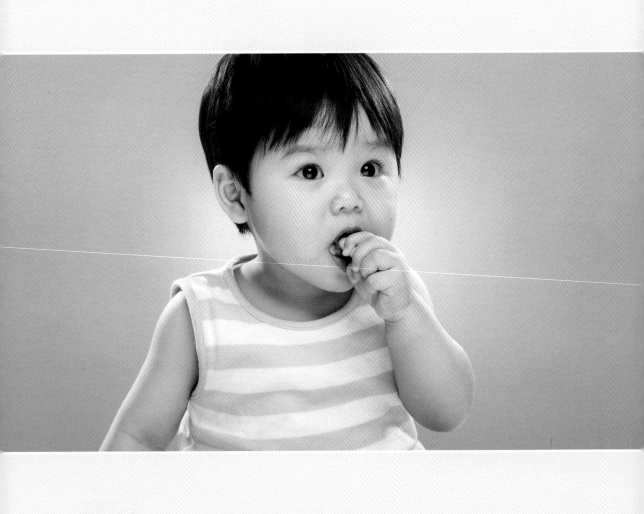

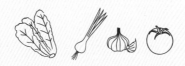

Chapter 4

9个月，羹类食物
锻炼宝宝咀嚼能力

宝宝在一天天长大，
各项能力都在无形之中得到增长，
不管是食材种类还是食物形状，
都要随之调整。
质地黏稠且稍有硬度的羹类食物，
可以在这一阶段"登场"了，
既能锻炼咀嚼能力，
也能促进口腔功能的提升。

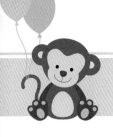

宝宝档案

和前几个月比起来，此时宝宝各方面的能力都有了明显提升，例如可以自己抓着床栏杆站起来，偶尔会发出类似"妈妈""爸爸"的声音等，这些都会让家长感到惊喜，当然宝宝的喂养也要适时调整才行。

 1 生长发育特点

9 月龄男宝宝		9 月龄女宝宝	
身长（厘米）	67.9 ~ 77.5	身长（厘米）	64.3 ~ 74.7
体重（千克）	7.0 ~ 10.5	体重（千克）	6.6 ~ 10.4
口腔与消化功能	仔细观察宝宝的口腔可以发现，此时已经萌出了 2 ~ 4 颗乳牙；能咀嚼含少量纤维的食物；所摄入的食物性状相比之前改变了很多，但消化吸收功能依然处于发展之中		
体能特征	爬行对于 9 月龄的宝宝来说，已经不是一件难事；有的宝宝还能扶着东西慢慢站起来；奶瓶已经不再是宝宝唯一的喝水工具，因为他也能用杯子喝水		
智力特征	家长也许不知道，宝宝的小脑袋里已经开始记忆看到的人和事物，尤其喜欢看移动的物体；对于妈妈说的简单语言，宝宝也能略懂一二		

2 宝宝营养需求

9 月龄的宝宝可以爬行了，因此，体力消耗也会比较大，妈妈在喂养时应保证其摄入充足的能量、脂肪和蛋白质，具体的准确数值是能量为每千克体重 397 千焦，如果是配方奶喂养的宝宝还要增加 20% 左右；蛋白质为每千克体重 1.5 ~ 3 克，脂肪占总能量的 35% ~ 40%。此外，妈妈还要注意为孩子补充适量叶酸，富含叶酸的食物有动物肝脏、豆类、深绿色蔬菜等，可利用这些食物为孩子制作多种辅食。

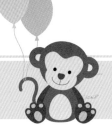

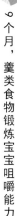
辅食添加指南

随着宝宝乳牙萌出得越来越多，能吃的辅食种类也就越来越多，此时妈妈可以适当准备一些略微需要咀嚼的辅食，以锻炼宝宝的咀嚼能力。但这一时期宝宝用牙龈嚼碎食物的力量还在逐渐发展，所以妈妈一定要把握好辅食的软硬度。

1 可接受的食物形态

9月龄的宝宝可接受的食物形态，相比之前可以从泥状食物过渡到更加需要咀嚼、略微带有硬度的羹类食物，要以宝宝能用牙龈嚼碎为原则，食物不能过硬，否则会对刚萌出的乳牙造成伤害。如果妈妈不好拿捏的话，只要以香蕉为标准来判定食物的软硬度就可以了。

2 辅食添加的方法

宝宝长到9个多月，嘴部肌肉开始发育，舌头能前后、上下、左右活动，因此咀嚼能力和舌头的搅拌能力得到了进一步加强，与此同时宝宝的消化功能也大大增强，能吃的食物种类日益丰富，辅食的性状也发生了改变。所以妈妈在为宝宝制作和提供辅食时，食材种类可以包括肉类、蛋类、鱼类、蔬菜、水果以及谷物类等，性状如同豆腐或果冻般的羹类食物，或将蛋黄、鸡肉、鱼肉等食材做成厚厚的果酱状，让宝宝尝试，丰富饮食口味的同时也能让营养更均衡。

此外，9月龄的宝宝已经能够自己稳稳地坐着了，有时还会自己用手抓东西吃，这些都说明宝宝能够自己进食了，因此妈妈也要多鼓励、锻炼他自己吃饭。例如，去母婴用品店给宝宝购买专门的儿童餐椅，日常喂饭时引导宝宝自己使用小汤匙、餐碗等。学着自己吃饭，对宝宝来说是一个必经的过程，不仅能满足他的好奇心，还能锻炼手眼配合、肢体协调能力，与此同时也能增强宝宝的食欲。

虽然辅食添加的量在逐渐增多，但此时的宝宝并没有完全断奶，家长在日常喂养中，还是要兼顾哺乳与辅食的平衡。

哺乳与辅配餐食表	
哺乳次数	3 ~ 4 次 / 天
每次哺乳量	母乳或配方奶 200 ~ 220 毫升 / 次
辅食黏稠度	比泥糊状食物更加黏稠
辅食次数	3 次 / 天
每次辅食量	80 ~ 120 毫升 / 次
辅食食材	8 月龄辅食食材＋黑米、红薯、豆芽、橘子、鱼肉等
小叮咛	这个时期，宝宝逐渐开始接受半固体类食物，可以吃的辅食越来越多，每天可加餐 1 ~ 2 次

🌸 3 每日营养配餐

充足的营养摄入需要丰富的食材作为保证，要想宝宝每天吃到既味美又营养的辅食，妈妈在食材的选择与搭配上要多花些心思。上一阶段吃过的食品，本阶段都可以吃，且本阶段可以让宝宝尝试一些面食。

上午	6:00	母乳或配方奶 200 ~ 220 毫升
	9:30	土豆羹 100 毫升
	12:00	鸡汁米糊 100 毫升
下午	15:00	母乳或配方奶 200 ~ 220 毫升
晚上	18:30	橘子羹 100 毫升
	21:00	母乳或配方奶 200 ~ 220 毫升

如果此前宝宝辅食中的粥类食物都是汤多米少，那么到了此阶段可以让宝宝适当多吃一些煮得很软的米粒；之前的水果汁，也可以逐渐用水果羹代替，例如香蕉羹；至于肉类制作成的辅食，搅碎的肉糜可以适当多一些，这样才能让宝宝更健康地成长。

4 妈妈喂养经

随着母乳量的减少，辅食的量在逐渐增多，辅食的性状也从泥糊状，逐渐过渡到带有细小颗粒的羹类半固体食物，但软、烂、清淡依然是宝宝辅食的重要原则，其他喂养细节，家长可以参考以下内容。

◆很多妈妈认为细软的食物，有助于宝宝消化、吸收，所以长期让宝宝吃此类食物。但细软的食物不需要费力咀嚼，就不能刺激宝宝的牙床，牙齿和上下颌骨的发育也会受到影响。所以，家长可以根据宝宝的实际发育情况，适当准备一些略粗糙、耐咀嚼的食物，以适应其生长需要。

◆每个宝宝都是独一无二的，进食的喜好和习惯也会有所差异，尤其是宝宝逐渐长大，他的自主意识也会越来越强，对不同的食物表现出自己的喜好，对此妈妈要学会正确对待。例如，宝宝不爱吃辅食，妈妈要反思自己的喂养方式，还要警惕疾病的出现；宝宝不爱吃蔬菜，可以适当多吃些水果，可同样补充维生素。总之尽量引导宝宝爱吃辅食，吃好辅食。

◆这一阶段开始，宝宝的辅食次数增加到每天3次，家长应慢慢调整宝宝用餐的时间，使他逐渐适应早饭、中饭、晚饭的进餐规律，但不是指宝宝吃三顿饭，规律的进餐对其健康成长很有帮助。如果之前宝宝吃辅食的时间一直不固定，妈妈一定要注意引导和纠正，从现在开始每次喂辅食的时间尽量固定，每次喂饭时间控制在30分钟以内，进食量也要有所限制。此外，还可以让宝宝与家人同桌进食，培养他吃饭的意识和能力，无形之中还能增加宝宝吃饭的乐趣和食欲。

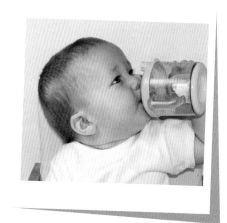

◆妈妈除了要关注宝宝的进食之外，还要让他多喝水，甚至训练宝宝自己喝水。可以先从小酒杯开始练习，然后再更换到普通大小的水瓶。自己独立完成一件事的成就感，会激励宝宝爱上喝水。

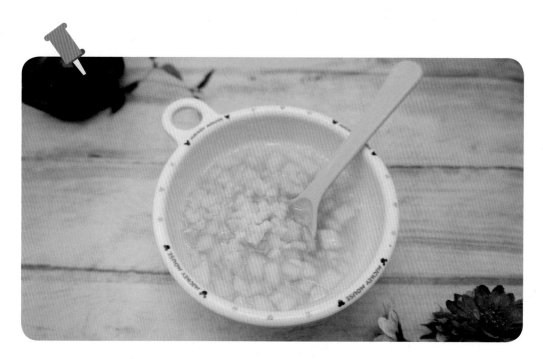

苹果玉米羹

 原料 玉米粒30克，苹果50克。

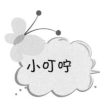 小叮咛

　　把切好的苹果泡在水中，既能防止被氧化，又能保持更多的水分。

做法

1. 将去皮洗净的苹果切成丁，浸于清水中，备用。

2. 玉米粒切碎。

3. 锅中倒入适量清水，大火烧开，放入玉米碎，煮至熟透。

4. 倒入切好的苹果丁拌匀，续煮片刻。

5. 关火，盛出放入碗中即可。

扫一扫，学食谱

鱼肉菜粥

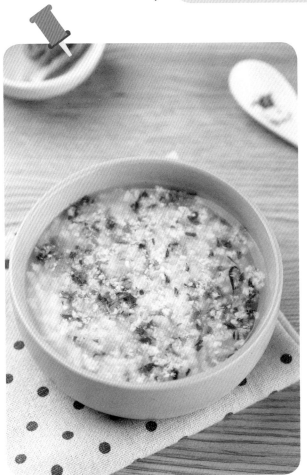

原料

水发大米 85 克，草鱼肉 60 克，上海青 50 克。

调料

食用油少许。

做法

1. 将洗净的上海青剁成末，洗好的草鱼肉切成丁。
2. 取榨汁机，倒入鱼肉丁，绞至鱼肉变成泥，取出待用。
3. 用油起锅，倒入鱼肉泥，炒香炒透，放在小碗中，待用。
4. 汤锅中注水烧开，放入洗净的大米，煮至米粒熟软。
5. 倒入炒熟的鱼肉泥、上海青末，续煮至全部食材熟透。
6. 关火后盛出煮好的鱼肉菜粥，放入碗中即可。

小叮咛　搅拌鱼肉前要剔除鱼刺，以免宝宝食用时卡到喉咙。

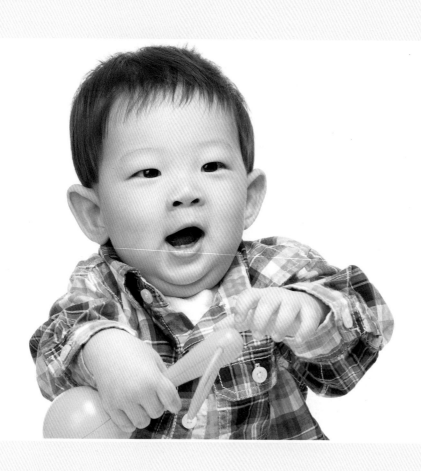

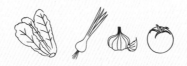

Chapter 5

10个月，手抓食物
享受吃饭乐趣

每个宝宝都像是一个可爱的小天使，
他们有着明亮的眼睛
和灵活的小手，尤其到了这一阶段，
很多宝宝开始用手抓取食物，
更愿意吃"手抓饭"，
对此，家长不要制止，
而是让宝宝尽情享受吃饭的乐趣。

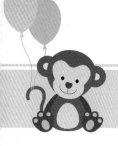

宝宝档案

这个时期，宝宝已经长出了 4～6 颗乳牙，已经不满足于爬来爬去，而是想要用双脚去探索世界，与此同时他的小手也越来越灵活，可以毫不费力地抓住某样东西。对于这些变化，家长一定会感叹宝宝长得太快了。

1 生长发育特点

10 月龄男宝宝		10 月龄女宝宝	
身长（厘米）	68.7～77.9	身长（厘米）	66.5～76.4
体重（千克）	7.4～11.4	体重（千克）	6.7～10.9
口腔与消化功能		10 月龄的宝宝口腔中已经长出了 4～6 颗牙齿，相比之前，他能用牙龈嚼碎更硬一些的食物；消化能力也在逐渐增强，已经能够消化大部分颗粒状食物了	
体能特征		宝宝已经度过了抓椅子站起身的阶段，已经可以独自站立片刻，有些宝宝甚至已经开始蹒跚学步了；手指动作也越发协调，所以，此阶段的宝宝更愿意吃"手抓饭"	
智力特征		宝宝已经能听懂自己的名字，如果妈妈对宝宝说"给我"，他会把手中的玩具递给妈妈；他还能执行大人提出的简单要求，例如妈妈说"眼睛""嘴巴"，宝宝能指出正确的位置	

2 宝宝营养需求

10 月龄宝宝的营养需求与 9 月龄宝宝的营养需求没有太大差异，所需能量仍然是每千克体重 397 千焦。考虑到宝宝依旧处于出牙期，牙齿的萌发需要多种营养元素作为供给，例如维生素 A、维生素 D、钙、磷等，具体的需求数值如下：维生素 A 400 微克维生素当量，维生素 D 10 微克，钙 500 毫克，磷 300 毫克。为了确保营养素的充足，宝宝的日常饮食中要包含奶、蔬菜、水果、肉等。

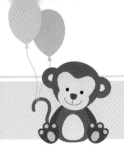

辅食添加指南

出生 10 个月左右的宝宝，不管是咀嚼功能还是消化功能都有了很大程度的提升，再加上此阶段还是宝宝的出牙期和手部精细动作锻炼的关键期，辅食的添加要结合具体情况，可选择适合手抓且需要一定嚼劲的食物。

1 可接受的食物形态

如果妈妈们在宝宝 9 个月的时候，只是尝试让其吃一些带颗粒状的辅食，到了本月那些可以锻炼宝宝咀嚼能力的食物，例如蒸熟的胡萝卜块、切碎的苹果丁等可以适当多加一些了，或者把红薯切成条，蒸熟之后让宝宝抓着吃，都是可以的。不同食物的形状和口感，会给宝宝带来不同的口腔体验，而且还能提升食欲，满足宝宝本阶段的身体需求。

2 辅食添加的方法

宝宝到了这一时期，尤其喜欢用手抓食物往嘴里送，此种情况主要是基于动手能力和咀嚼吞咽能力的加强，家长应该为宝宝的进步感到高兴，而不要觉得不卫生或者会弄脏衣服而制止。明智的妈妈都会尊重宝宝自己想吃的积极性，并想方设法多做一些方便宝宝抓取且不易散乱的食物，例如炒熟的原味蔬菜条、迷你饭团或者自制拇指饼干等，满足宝宝的需求，增加其食欲还能保证营养，一举多得。如果妈妈实在觉得宝宝会弄脏衣服或地板，可以为他戴上围嘴，固定就餐区域，并事先在地板上铺上纸等。

需要提醒家长注意的是，如果每次喂宝宝吃饭要几十分钟，再加上制作辅食的时间需要一个多小时，就不如多给宝宝喂一次奶。配方奶的营养并不比辅食的营养差，只是不能以喝奶为主，因为喝奶不能锻炼宝宝的咀嚼和吞咽能力，也不能促进其味觉的发育，时间一长就会对其成长产生不利影响，所以家长要平衡好奶与辅食的次数与量。

哺乳与辅配餐食表	
哺乳次数	3 次／天
每次哺乳量	母乳或配方奶 210 ～ 240 毫升／次
辅食黏稠度	可用牙床嚼碎的硬度
辅食次数	3 次／天
每次辅食量	120 ～ 180 毫升／次
辅食食材	9 月龄辅食食材 + 冬瓜、香菇、生菜、樱桃、香瓜等
小叮咛	食物种类更加丰富，并逐渐向半固体饮食过渡，但肉类、谷物类食物还是要做得软烂一些，不宜给宝宝过早喂食蜂蜜、咸蛋等食物

3 每日营养配餐

自从添加辅食以来，适宜的食物把宝宝的口腔咀嚼能力锻炼得越来越强。虽然相比婴儿时期，10 月龄宝宝的生长速度减慢了，但他的胃口却在慢慢变好，所以妈妈依然要精心做好每一餐饭。

上午	6:00	母乳或配方奶 210 ～ 240 毫升
	9:30	清淡米粥 120 毫升
	12:00	迷你蛋卷 30 克
下午	14:00	母乳或配方奶 210 ～ 240 毫升
晚上	18:00	原味胡萝卜条 40 克
	21:30	母乳或配方奶 210 ～ 240 毫升

为宝宝制作辅食时，妈妈应尽量做到粗细搭配适宜、荤素搭配得当，涵盖多种食材，以保证宝宝摄取均衡、全面的营养元素。另外，还可以通过改变食物的造型、颜色搭配等提高宝宝的进食乐趣，减少挑食、偏食的发生。

④ 妈妈喂养经

对宝宝的照顾，妈妈都会竭尽全力，但有时难免会存在一些误区或不恰当的地方，尤其是缺少经验的新手妈妈。为了确保宝宝吃好每一餐辅食，少一些不必要的麻烦，以下具体喂养细节，仅供参考。

◆有的宝宝能吃小半碗辅食，但有的宝宝只能吃几勺；有的宝宝爱吃蔬菜，有的宝宝吃一点蔬菜碎都会吐出来；有的宝宝喜欢喝果汁，但不喜欢没味道的白开水，有的宝宝则恰恰相反。其实这些都是宝宝的个性差异，是正常表现，妈妈们没有必要盲目比较，而是应该针对自家宝宝的特点，采取具有针对性的喂养方案。

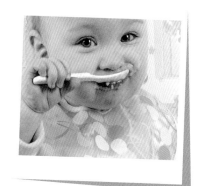

◆如果妈妈在宝宝10月大时乳汁分泌的质和量仍然比较好，可以继续给宝宝喂母乳，如果母乳不好，但不妨碍宝宝对其他食物的摄入，也不必强制断掉，毕竟对宝宝来说，吃母乳是一件幸福的事情。但如果乳汁分泌得很少或者宝宝十分依恋妈妈的乳头，即使饿得哭闹，也只是含着乳头不放，就应该考虑断母乳了。

◆宝宝不足9个月，消化道黏膜保护功能和免疫系统发育不成熟，而宝宝10个月之后，肠胃功能趋于成熟，许多容易引起过敏的食材，例如芒果、鸡蛋、花生以及海鲜等食物，也不易诱发宝宝的过敏反应了，因此可以让宝宝再次尝试之前吃了会过敏的食材，看看是否还会过敏。

◆随着宝宝能吃的食物越来越多，如果不注意加以控制的话，很容易导致肥胖。因此，对于特别能吃的孩子，父母要随时监测他的体重变化。如果宝宝平均每天体重增长超过30克，妈妈就要注意适当限制他的食量和调整饮食结构了，少吃主食，多吃些蔬菜和水果，吃饭或者喝奶之前，可以先喂他喝些淡果汁或白开水。

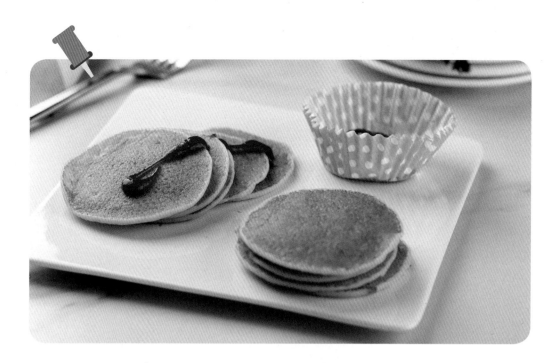

胡萝卜松饼

原料 面粉200克，鸡蛋1个，胡萝卜50克。

调料 食用油、自制番茄酱各少许。

小叮咛

面糊一定要充分搅拌均匀，以免煎制后有结块，影响口感。

做法

1. 胡萝卜洗净去皮切块，放入榨汁机中，榨取胡萝卜汁。

2. 取一个碗，倒入面粉和胡萝卜汁，搅拌均匀。

3. 再加入鸡蛋，继续搅拌制成面糊。

4. 平底锅注油烧热，倒入适量面糊，煎至2分钟，使其定型。

5. 翻面，继续煎至呈金黄色。依样制作完所有的面糊。

6. 将胡萝卜松饼盛入盘中，淋上番茄酱即可。

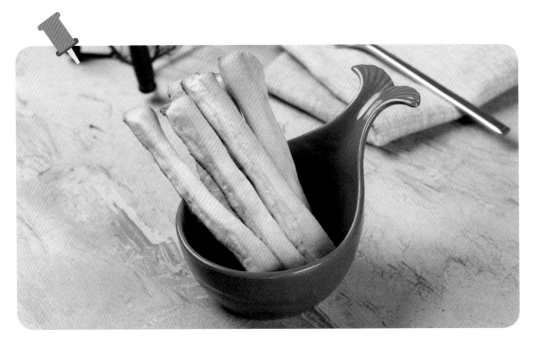

 宝宝面包棒

| 原料 | 低筋面粉200克，鸡蛋1个，配方粉适量。 |
| 调料 | 酵母粉3克，油适量。 |

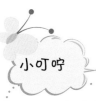

小叮咛

具体烘焙的时间可依照烤箱的实际功率进行相应调整。

做法

1. 鸡蛋打入碗中，分离出蛋清和蛋黄。

2. 取一个碗装入面粉，倒入配方粉、蛋黄、酵母粉和适量清水。

3. 揉成面团，盖上保鲜膜发酵至两倍大。

4. 将发酵好的面团切小块，用手揉匀，排出面团中的气体。

5. 将小块面团分别揉成长条状，底部刷油，放在烤盘上，二次发酵。

6. 烤箱预热至180℃，放入面包棒生坯，烤至熟软。

7. 取出晾凉后即可食用。

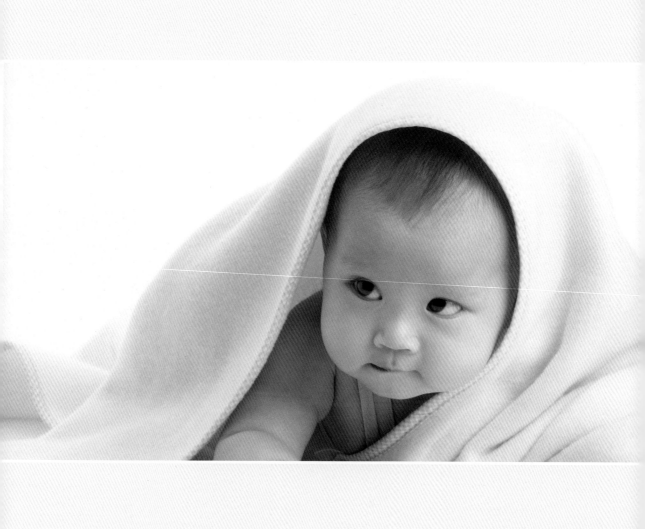

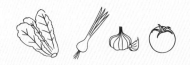

Chapter 6

11个月，
宝宝更愿吃大颗粒食物

经过一段时间的辅食添加，
现在的宝宝已经适应吃辅食了，
只是之前被制作得软软细细的食物，
需要被大颗粒的食物代替。
如果辅食的形状一直处于泥糊状，
不仅会使宝宝形成不良的饮食习惯，
时间一长还会影响宝宝牙齿和口腔的正常发育。

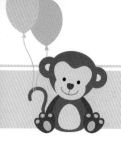

宝宝档案

11个月宝宝的发育差异会表现得明显一些，例如有的宝宝已经会说话，有的宝宝已经能蹒跚走路，但有的宝宝却不行。对此，爸爸妈妈不要过于担心，这是正常的个体生长差异，只要宝宝精神状态好，没有其他异常症状就可以。

1 生长发育特点

11月龄男宝宝		11月龄女宝宝	
身长（厘米）	70.1 ~ 80.5	身长（厘米）	68.8 ~ 79.2
体重（千克）	7.7 ~ 11.9	体重（千克）	7.2 ~ 11.2
口腔与消化功能	随着乳牙的进一步萌发和口腔功能的逐渐完善，此月龄的宝宝更愿意尝试大颗粒的食物；软硬适宜的固体食物，宝宝也能消化吸收		
体能特征	宝宝已经能够独自站立，并且不用大人搀扶也能走几步，弯腰、蹲下再站起等动作更是非常熟练；宝宝的小手越来越灵活，能自己搭积木、拉开抽屉、试着穿衣服等		
智力特征	此时宝宝的智力水平已经能支持他做出拒绝的举动，例如他在搭积木的时候，如果妈妈帮他搭，他就会拒绝；懂得一些常用手势的意思，例如挥手再见；宝宝还能记得最近发生的事儿，喜欢和家人做简单的游戏等		

2 宝宝营养需求

随着体能和智力的进一步发育，此阶段宝宝的活动量相比之前有了大幅度增加，妈妈应注意为其补充碳水化合物，也就是糖类。营养专家认为，婴幼儿时期宝宝碳水化合物的摄入量应占总热能的50% ~ 55%，才能维持其身体正常运作，起到保持体温、促进新陈代谢、驱动肢体运动、维持大脑及神经系统正常的作用。

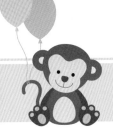

辅食添加指南

再过一段时间，宝宝就满周岁了，和之前相比，宝宝各方面的能力都得到了很大提升，尤其是口腔能力，不过家长在喂养方面仍然不能掉以轻心，依然要按照循序渐进的原则，毕竟宝宝还很娇弱。

1 可接受的食物形态

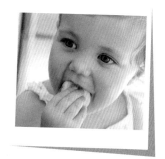

进入此阶段，家长可以明显感觉到，辅食制作的过程不用再像之前那么麻烦了，不用切得细碎或者煮得软烂，因为11月龄的宝宝更喜欢大颗粒的食物，肉丁、水果块等辅食完全可以端上桌，宝宝用自己的小手拿起一块放进嘴里，嚼起来完全不费力气，反而会吃得津津有味。

2 辅食添加的方法

此阶段的宝宝已经向自由咀嚼期迈进，妈妈在添加辅食的过程中，应该考虑增加辅食的提供次数和数量，同时还要引导宝宝接受大颗粒的食物。虽然食物的性状发生了一些改变，但仍然要软、烂。为了达到本月龄的饮食目标，妈妈首先要让宝宝学会吃软质的大颗粒状食物，例如香蕉、软米饭、蒸南瓜或者肉泥丸子等。等宝宝适应之后，再慢慢增加辅食的硬度就可以了。

需要注意的是，有些妈妈急于恢复身材，或者需要重新回归职场，此时可能已经出现了断奶的想法。但专家建议，不要过早给宝宝断奶，即便已经有了一段时间的辅食添加。母乳中的很多物质，是辅食所不包含的，而且对于宝宝来说，吃母乳是一件能够获得安全感的事情，对心理发育有着重要影响，所以如果妈妈此时还有乳汁分泌，就不要吝惜，尽管让宝宝吮吸吧，这也能让自己享受到温情的喂养时光。

哺乳与辅配餐食表	
哺乳次数	2～3次/天
每次哺乳量	母乳或配方奶250毫升/次
辅食黏稠度	可用牙床嚼碎的硬度
辅食次数	3～4次/天
每次辅食量	120～180毫升/次
辅食食材	10月龄辅食食材＋薏米、芦笋、草菇、牛肉、虾、葡萄等
小叮咛	此阶段宝宝对母乳和配方奶的需求量相对减少，上表中的数值仅作为参考，实际喂养需要考虑到个体差异和实际情况，妈妈可酌情决定奶量

3 每日营养配餐

给宝宝的辅食种类应根据其生长发育情况逐渐增加，妈妈在制作辅食的过程中，应注意食物的合理搭配，组合富含蛋白质（鱼类、肉类、蛋类）、碳水化合物（粥饭、薯类）、维生素（蔬菜、水果）等多种营养素的食物，保证营养均衡。

上午	6:00-6:30	母乳或配方奶250毫升
	8:00	蔬菜粥120毫升
	10:00-10:30	面片30克，水果捞适量
	12:00	软饭25克，蒸蛋羹50克
下午	15:00-15:30	母乳或配方奶250毫升
	18:00-18:30	蒸南瓜50克
晚上	21:00	母乳或配方奶250毫升

即便宝宝已经不再是小月龄，也不能随便添加辅食，尤其是高致敏性的鸡蛋清、贝类等食物。此外，接近1岁的宝宝可以尝试减少夜间的奶量、进食次数，而不是在1岁后突然断夜奶，而且断夜奶不是完全断奶，白天的奶还要保证，只要推迟临睡前那顿奶的时间就可以了。

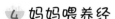 **妈妈喂养经**

经过一段时间的辅食添加，大部分妈妈已经能够自如应对宝宝的喂养问题，只是每个阶段的宝宝都有新的变化，具体的喂养就会出现一些新的挑战，这就要求妈妈多了解喂养方法，以给宝宝更贴心的照护。

◆仔细观察市场上售卖的水果、蔬菜，就不难发现，好像越来越多的食物可以不分季节地出现在人们的眼前，这要"归功"于人工培植手段的进步，但是其营养价值却不及自然生长的食物，安全性也存在隐患。因此，我们建议妈妈通过外观、气味的比对，选购天然、健康的食物，宝宝吃进肚子，才不会造成不利影响。

◆对于宝宝不爱吃的食物，妈妈可以把它们制成馅料，"藏"在不易被宝宝发现的地方，让他更容易接受；或者打成汁混入其中，看上去五颜六色的，宝宝感到新奇，也会更容易吃下去。

◆有些宝宝由于不喜欢吃辅食，过于依恋妈妈的乳头，而迟迟不能断奶。对于此种情况，妈妈不能放纵而是要鼓励宝宝爱上辅食，学着自己吃饭，这样才能慢慢断离母乳。妈妈要多些耐心，根据宝宝的发育特点，选择丰富多样的食材，制作出味美、营养的食物，以增加宝宝对辅食的兴趣。

◆长大的宝宝明显变得比之前更加活泼好动，吃饭的时候也会边吃边玩。为了避免此种行为演变为坏习惯，妈妈要及时纠正，例如给宝宝示范吃饭要专心；让宝宝与自己一起进餐，并且在吃饭的时候尽量少说话，以帮助他养成专心进食的好习惯。

◆有些家长认为蔬果、肉类富含营养，所以只让宝宝吃这些食物而不让宝宝吃谷物，这种做法并不科学。此阶段宝宝需要足够的热量来维持体能，而谷物是热量的重要来源，如果只依靠肉、菜、蛋等提供热量，需要一个转换过程，会增强宝宝体内的代谢负担。

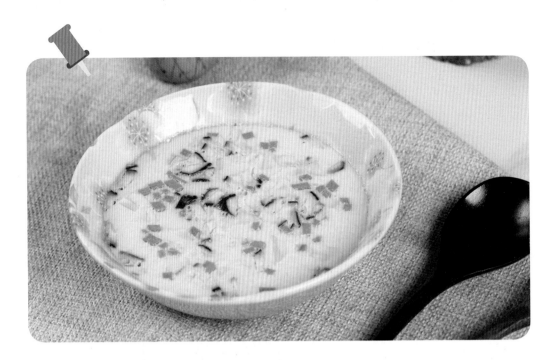

蔬菜蛋黄羹

原料 包菜 50 克，胡萝卜 20 克，鸡蛋 1 个，香菇 40 克。

做法

1. 将洗净的香菇去蒂，切粒；洗好的胡萝卜切粒；洗净的包菜切片。

2. 锅中注水烧开，倒入胡萝卜，煮 2 分钟。

3. 放入香菇、包菜，拌匀，煮至熟软，捞出沥干，待用。

4. 鸡蛋取蛋黄，装入碗中，注入少许温开水，拌匀。

5. 放入焯过水的材料，拌匀。

6. 取一个蒸盘，倒入拌好的材料，待用。

7. 蒸锅上火烧开，放入蒸盘。

8. 盖上盖，用中火蒸 15 分钟至熟；揭盖，取出即可。

小叮咛

如果宝宝对鸡蛋清过敏，可以只食用鸡蛋黄。

奶香紫薯泥

原料

配方奶粉 15 克，紫薯 100 克。

做法

1. 洗净去皮的紫薯切滚刀块，备用。
2. 蒸锅上火烧开，放入紫薯块。
3. 盖上锅盖，用大火蒸 30 分钟至其熟软。
4. 关火后揭开锅盖，取出紫薯，放凉待用。
5. 把放凉的紫薯放在砧板上，用刀按压成泥，装入盘中，待用。
6. 将适量温开水倒入奶粉中，搅拌至完全溶化。
7. 再将紫薯泥倒入拌好的奶粉中，搅拌均匀。
8. 装入盘中即可。

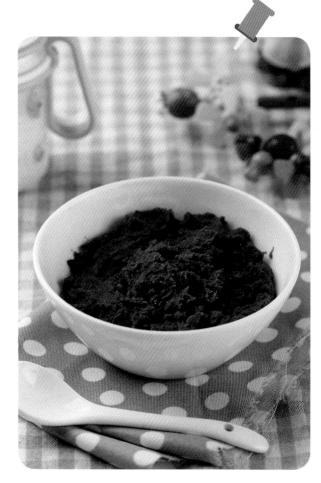

小叮咛　　　不能用刚烧开的水冲泡奶粉，否则会降低其营养价值。

苹果土豆粥

原料

水发大米 60 克，土豆 30 克，苹果肉 30 克。

做法

1. 将洗好的苹果肉切成丁；土豆切片，再切碎，待用。
2. 砂锅中注入适量清水烧开，倒入洗净的大米，搅匀。
3. 盖上盖，烧开后转小火煮约40 分钟，至米粒熟软。
4. 揭盖，倒入土豆碎，拌匀，煮至断生，再放入苹果丁，拌匀，煮至散出香味。
5. 关火后盛入碗中即可。

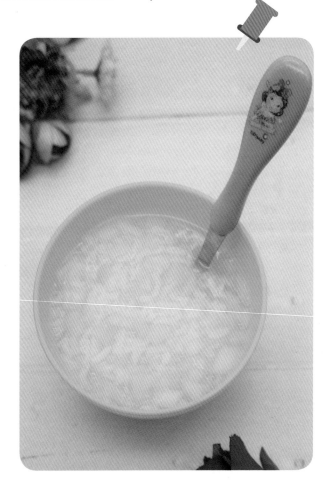

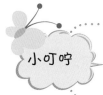

小叮咛

倒入土豆碎后要不时搅拌，以免糊锅，影响口感。

扫一扫，学食谱

蛋黄银丝面

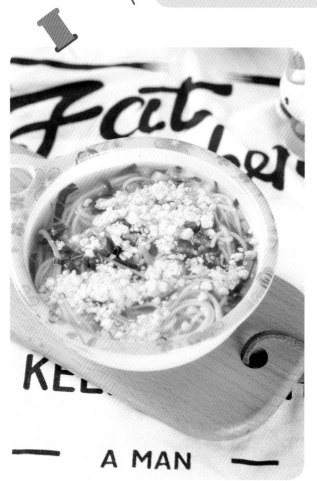

原料

小白菜 30 克，面条 30 克，熟鸡蛋 1 个。

做法

1. 锅中注水，用大火烧开，放入洗净的小白菜，煮至八分熟，捞出备用。

2. 把面条切成段；放凉后的小白菜切成粒；熟鸡蛋剥取蛋黄，压扁后切成细末。

3. 汤锅中注水烧开，下入切好的面条，拌匀，使其散开。

4. 盖上盖，用小火煮约 5 分钟至面条熟软。

5. 取下盖，倒入切好的小白菜，续煮至全部食材熟透。

6. 关火后盛出面条和小白菜，放在碗中，撒上蛋黄末即可。

小叮咛　煮面条时不宜用大火，否则面条不易煮熟、煮透，吃时不易消化。

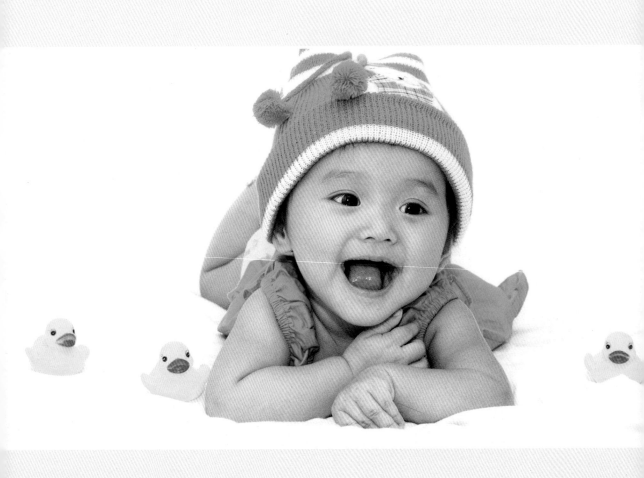

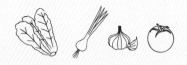

Chapter 7

12个月，
鼓励宝宝学习自己吃饭

一眨眼的时间，
那个被抱在怀中的小宝宝就要满周岁了，
不管是学习能力还是动手能力，
都有了"质"的飞跃。
妈妈不妨多鼓励宝宝，让他尝试着自己吃饭，
这看似平凡，但对宝宝来说，
可是一件很有成就感的事情。

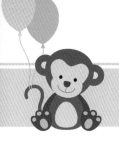

宝宝档案

还有不到一个月的时间，宝宝就满 1 周岁了。在作为婴儿的最后一个月里，宝宝会继续保持蓬勃的生命力努力成长，丰富味美的营养辅食是成长必不可少的能量动力，妈妈不妨鼓励宝宝学习自己吃饭，这是一种非常值得肯定的做法。

1 生长发育特点

12 月龄男宝宝		12 月龄女宝宝	
身长（厘米）	71.9 ~ 82.7	身长（厘米）	70.3 ~ 81.5
体重（千克）	8.0 ~ 12.2	体重（千克）	7.4 ~ 11.6
口腔与消化功能	满周岁的宝宝已经可以用牙齿和牙床嚼碎软硬度适中的块状食物，咀嚼能力越来越强大；经过咀嚼即便是稍微粗大的固体颗粒也能被消化，但宝宝的胃肠还很娇嫩，不宜接触刺激性食物，此外家长还要警惕致敏食物		
体能特征	宝宝的体能逐渐增强，有的宝宝已经能扶着东西迈步了，如果宝宝还没学会走路，家长也不用着急，很多宝宝是到了 1 岁半左右才学会走路的；宝宝的小手更加灵活，打开瓶盖、拔电线插头都不是难事，为了确保安全，家长要多加看护		
智力特征	此时宝宝已经能够从人群中认出自己的爸爸妈妈，还能辨认出熟人和生人；能听懂许多话，有时还喜欢自己嘀嘀咕咕，家长要积极回应，与他多交流，为日后学习说话做准备		

2 宝宝营养需求

11 月龄宝宝的营养需求和 10 月龄宝宝没有太大的差别。不过，家长要注意蛋白质的补充，动物蛋白主要来源于奶类、蛋类、肉类，植物蛋白多来源于豆制品。过量摄入蛋白质会增加宝宝的消化负担，因此摄入量不宜过多。

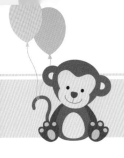

辅食添加指南

对于已经满周岁的宝宝来说，他们对于外界事物有着强烈的好奇心和探索欲，对食物也是如此。越发强大的口腔功能促使他们想要尝试更多硬度的食物，妈妈大可以放手让宝宝自己吃饭，从而满足他的需求。

1 可接受的食物形态

宝宝长到 12 个月左右，已经具备了一定的咀嚼能力，此时可以接受一些成形的固体食物，例如豆腐块、萝卜块或者西红柿丁等，但食物质地还是要以细、软、烂为主。由于不同食物的形状和口感各不相同，为了进一步让宝宝掌握按照食物的硬度、形状调整咀嚼方法的能力，妈妈可以让宝宝广泛尝试多种食材。

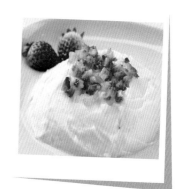

2 辅食添加的方法

早在宝宝 11 个月左右的时候，辅食添加的次数已经增加到一天 3 次，进入此阶段，依旧可以保持一日 3 次的辅食添加，只是添加量相比之前要有所增加。至于哺乳的次数，妈妈可以根据宝宝的实际情况，继续保持 3 次，或者慢慢减少到 2 次，只要不影响其生长发育都是可以的。

此外，如果原来一向乖乖吃饭的宝宝，现在变得不安分起来，表现出拒绝被喂饭的行为，这并不是因为宝宝不乖了，而是宝宝想通过这种方式向妈妈表明自己的态度：他想自己学着吃饭。其实，此阶段宝宝的手部能力已经可以支撑他自己拿勺子吃饭，只是有时还不太熟练，妈妈要学会放手，鼓励宝宝学习新的本领，而不是训斥、呵责，只有这样宝宝才能更好地成长。

哺乳与辅配餐食表	
哺乳次数	2 ～ 3 次 / 天
每次哺乳量	配方奶 150 ～ 200 毫升 / 次
辅食黏稠度	小块状食物
辅食次数	3 ～ 4 次 / 天
每次辅食量	130 ～ 180 毫升 / 次
辅食食材	11 月龄辅食食材＋豌豆、海带、包菜、动物肝脏、自制酸奶等
小叮咛	宝宝在 1 岁以后才可以添加食盐、酱油等调味品，家长可以多用食物的天然味道为辅食增加风味，例如番茄酱、柠檬汁等

3 每日营养配餐

此阶段是宝宝体重和身高增长的重要时期，为了避免出现因为断奶而营养摄入不足的情况，妈妈在日常喂养中要注意食材的选配，以确保通过饮食让宝宝充分吸收碳水化合物、蛋白质、矿物质和维生素等物质，以保持营养均衡。下例可作为营养配餐的参考，当然妈妈还可以结合宝宝的喜好，仔细搭配每日辅食。

上午	7:30	鸡肝粥 130 毫升
	10:00	配方奶 150 ～ 200 毫升
	12:00	南瓜拌饭 70 克，西红柿汤适量
下午	15:00-15:30	配方奶 150 ～ 200 毫升，水果适量
晚上	18:00	三色碎面 50 克，拌茄泥 30 克
	21:00	配方奶 150 ～ 200 毫升

有时宝宝可能会因为天气炎热、运动量不足等原因，而出现偶尔的饭量减小，这是正常现象，妈妈不必强迫宝宝吃完所有的饭菜，只要他的精神状态良好，体重增长正常就可以了。否则，强迫性进食很容易导致宝宝失去进食兴趣，甚至产生厌食现象，得不偿失。

4 妈妈喂养经

在接下来的一段时间里，由于要断奶，喂养变得更加重要。虽然宝宝可以尝试更多的味道和不同的食材，但仍有很多细节需要妈妈留心，规避一些不恰当的喂养方法，才能给宝宝更好的照顾。

◆到了这个阶段，宝宝已经尝过并接受了大部分的自然食物，辅食样式也越来越成人化，但这不代表宝宝可以直接吃大人的食物，单是食物口味这一点就不适合，所以宝宝的辅食仍然要以清淡、软、烂为主。

◆随着辅食种类的增多，宝宝进食后，食物残渣会停留在牙齿上，如果不注重口腔清洁，就会留下口腔疾病的隐患，所以妈妈要特别注意清洁宝宝的口腔，具体做法为：每次进餐之后给宝宝喝些清水，冲刷口腔内的食物残渣；睡觉前用软纱布或者儿童牙刷为宝宝清洁牙齿。此外，还要让宝宝少吃酸性、甜味以及过冷、过热的食物，以保护宝宝的牙齿。

◆妈妈在制作辅食的时候，要注意烹饪的方法。水果、肉等食材要保持原汁原味，偶尔可以使用具有天然滋味的食物进行调味；煮米饭时宜用热水，淘洗要简单，以免B族维生素流失；富含脂溶性维生素的蔬菜，烧制时加入少许植物油，可以促进宝宝对维生素的吸收。

◆有的妈妈担心提供的辅食无法满足宝宝日常营养的需求，所以会在三餐之间加入零食。这种做法是可行的，但要坚持少油、低糖、无盐的原则，最好是自制零食，既营养又安全。如果是市场上销售的宝宝零食，妈妈一定要看清营养成分，并注意食量。

◆愉快、轻松的用餐氛围不仅能增进宝宝的食欲，还能让宝宝感受到家人的关心和爱，对宝宝的身心成长大有裨益。为此，爸爸妈妈要为宝宝营造一个和谐的家庭环境和良好的用餐氛围。

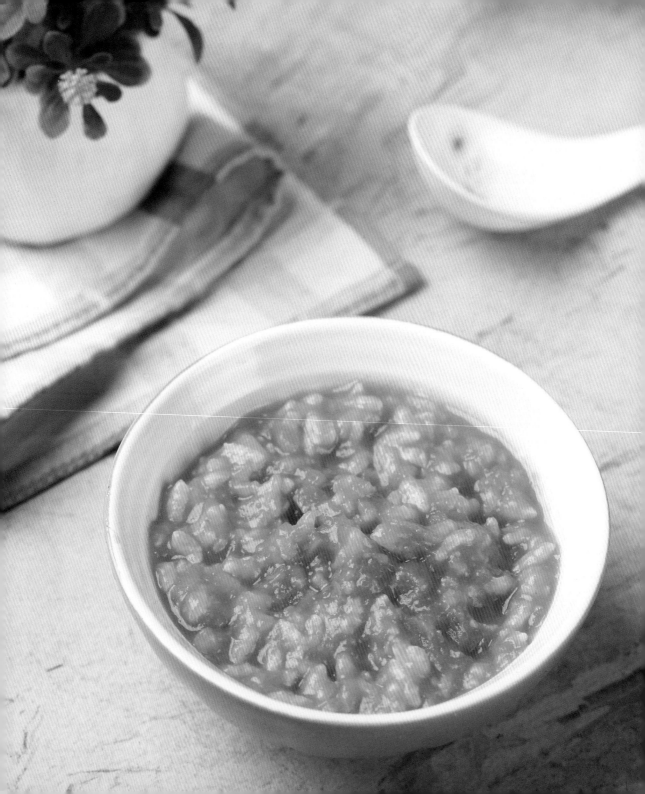

什锦蔬菜稀饭

原料

红薯 30 克, 南瓜 30 克, 胡萝卜 20 克, 花生粉 10 克, 软饭 50 克。

做法

1. 将洗净的胡萝卜切成粒, 红薯切条, 南瓜切片, 待用。
2. 将装有南瓜和红薯的盘子放入烧开的蒸锅中, 蒸熟后取出。
3. 用刀把南瓜和红薯压烂, 再剁成泥状, 装入盘中待用。
4. 汤锅中注水烧开, 倒入胡萝卜粒、软饭, 用锅勺将其压散, 再拌煮至沸腾。
5. 放入南瓜红薯泥拌匀, 续煮至稀饭软烂。
6. 再倒入花生粉, 拌煮一会。
7. 起锅, 把煮好的稀饭盛出, 装入碗中即可。

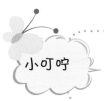

小叮咛　　此菜肴不适合对花生过敏的宝宝。

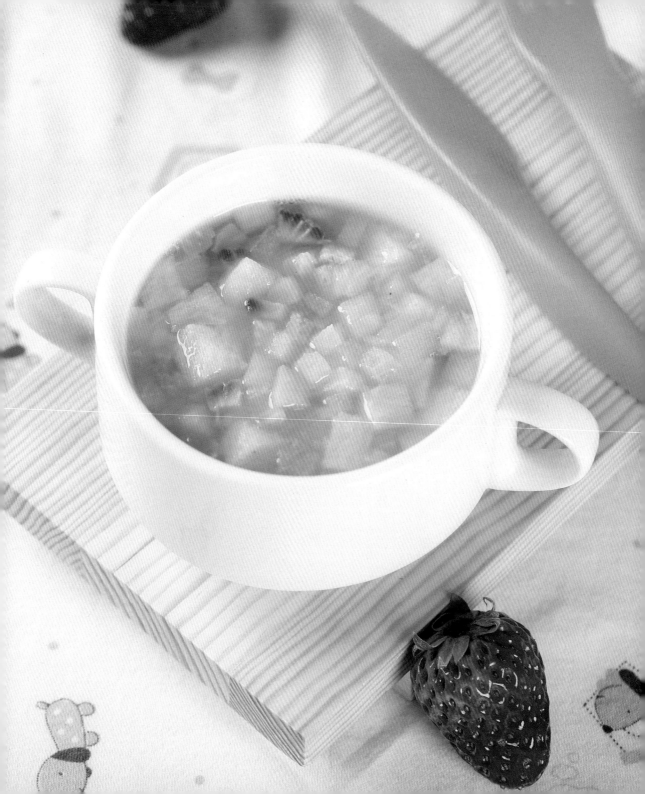

面包水果粥

原料

苹果 30 克，梨 30 克，草莓 20 克，面包 30 克。

做法

1. 把面包切成小丁块；洗净的梨和苹果去核去皮切丁。
2. 把洗净的草莓去蒂，切小块，改切成丁，备用。
3. 砂锅中注入适量清水烧开，倒入面包块，略煮片刻。
4. 撒上切好的梨丁、苹果丁、草莓丁，搅拌。
5. 大火煮 1 分钟至食材熟软。
6. 关火后盛出水果粥即可。

小叮咛　　煮制此粥时不宜太久，以免煮得太烂影响口感。

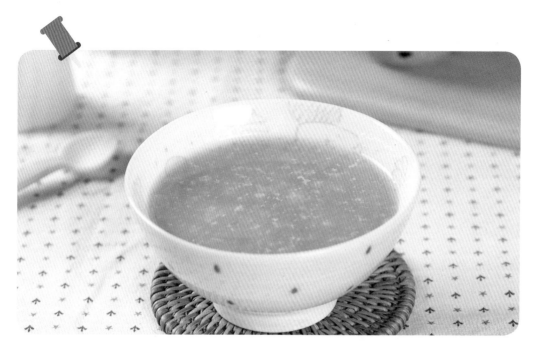

土豆胡萝卜肉末羹

原料 土豆50克，胡萝卜20克，肉末50克。

做法

1. 把去皮洗净的土豆、胡萝卜切成片，分别装盘。
2. 把切好装盘的土豆、胡萝卜放入烧开的蒸锅中，中火蒸熟，取出。
3. 把蒸熟的食材倒入榨汁机中，加入适量清水，榨取土豆胡萝卜汁。
4. 把榨好的土豆胡萝卜汁倒入碗中。
5. 砂锅中注水烧开，放入肉末，倒入土豆胡萝卜汁，拌匀煮沸，至食材熟透。
6. 把煮好的肉末羹盛出，装入碗中即可。

小叮咛

煮羹的过程中，加入少许芝麻油或亚麻籽油，味道会更好，营养也更丰富。

紫菜萝卜饭

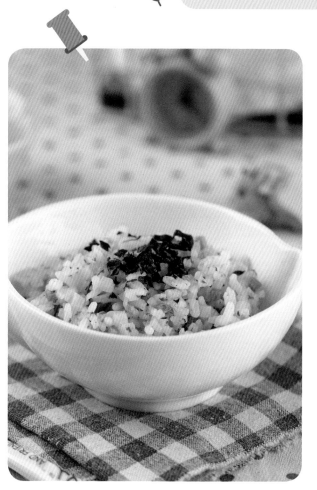

原料

白萝卜 20 克，南瓜 20 克，水发大米 50 克，紫菜碎 5 克。

做法

1. 将洗净的白萝卜、南瓜切丁，待用。
2. 砂锅中注水烧开，倒入泡好的大米，搅匀。
3. 放入萝卜丁、南瓜丁，搅拌均匀，煮至食材熟软。
4. 倒入紫菜碎搅匀，焖 5 分钟至紫菜味香浓。
5. 关火后将煮好的紫菜萝卜饭装碗即可。

小叮咛　可以留一些紫菜撒在煮好的饭上面，以增加口感。

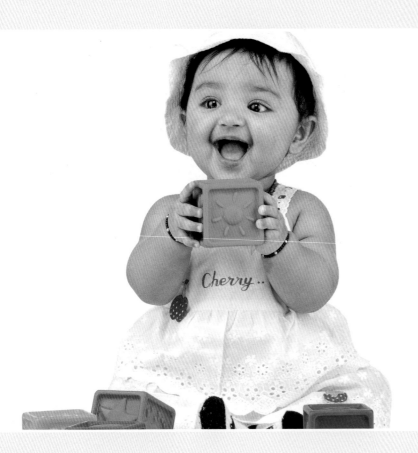

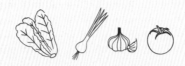

Chapter 8

1～1.5岁，
让宝宝做个小小美食家

1岁多的宝宝咀嚼能力会大大提升，
可以尝试的辅食种类也逐渐增多，
有些宝宝可能已经吃腻了原汁原味的食物，
想要品尝到更丰富的滋味，
从这一阶段起，辅食中可以加入盐、糖等基本调味品，
但一定要控制用量，这样宝宝才能享受健康的美食。

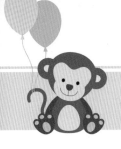

宝宝档案

不知不觉中，宝宝已经满周岁了，往日那个被抱在怀中的小宝宝，如今已经长成了大孩子，不管是样貌还是能力，突飞猛进的变化总会让爸爸妈妈惊喜不已。不过这些都离不开家长日复一日的精心照护。

1 生长发育特点

1～1.5岁男宝宝		1～1.5岁女宝宝	
身长（厘米）	79.3～88.5	身长（厘米）	77.8～87.2
体重（千克）	11.1～13.9	体重（千克）	9.5～13.1
口腔与消化功能	1～1.5岁是宝宝长牙的关键时期，1岁前后开始长出板牙，绝大多数15个月的宝宝已经长出了8颗牙齿（上、下切牙各4颗），16～18个月开始长出尖牙，18个月大多已长出10～16颗牙齿，即上、下切牙和上、下、左、右前磨牙不等；消化能力也进一步增强		
体能特征	能够独自走路，而且不容易跌倒；可以手握笔在纸上或者墙上乱画；能从瓶子中取出小球；能用积木搭起四层塔；还学会了用手从一个方向把书页翻过去，每次能翻2～3页		
智力特征	能有意识地说出3～5个字，还能将2～3个字组合起来，形成小句子，用简单的词语表达自己的意思，比如"爸爸走""妈妈再见"；当电视机播放儿童节目时，会跑过去看，表现出兴趣和关注；记忆力和理解能力也比之前有了极大的提高		

2 宝宝营养需求

本阶段宝宝的生长速度相较于婴儿期来说会有所减慢，饭量也可能减小，但总的来说，生长发育仍然处于一个较快的阶段，宝宝的大脑和身体都在无形之中快速发育着，所以营养物质的供应一定要充足。此时，家长可根据宝宝的生长发育特点，为其多准备一些富含维生素的食物。

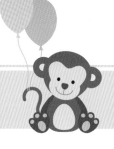

辅食添加指南

此阶段宝宝的精力越来越旺盛，活动能力也越来越强，很多时候他会更喜欢自己拿着勺子吃饭，有时难免会把食物弄得到处都是，但家长不要责怪他，否则宝宝会失去进食的欲望。不只如此，在日常辅食添加的过程中，还有一些其他事项，也需要家长注意。

1 可接受的食物形态

这一阶段，宝宝的食物已经从奶类为主转向以辅食为主，饮食结构越来越接近成人，但还不能完全直接食用成人的食物，每天需要摄取足够的谷物、肉类、水果和蔬菜，食物的性状要比上一阶段更加粗大、硬质，以适应宝宝的口腔需求。

不过将较大的食物直接拿来让宝宝食用还不太安全，可以将水果或焯煮熟的蔬菜，切成棒状让宝宝自己拿着吃；质韧的肉类切小块，充分加工熟透之后再让宝宝食用；一些易吞咽但质滑的食物，则要捣碎成小丁块后给宝宝食用。

2 辅食添加的方法

家长可能不知道，对于此阶段的宝宝来说超过一半的营养物质要从辅食中获取，让宝宝爱上辅食，成为小小美食家是此阶段喂养的主要目的。因此宝宝要尝试并接受更多的食物种类，从而摄取多种营养素。此外，随着宝宝认知能力和精细动作的进一步发育，他几乎能够很好地抓握东西了，因此建议妈妈多为宝宝准备一些方便抓握的食物，在吃东西的过程中能锻炼其手部力量。

如果宝宝在此之前没有开始学着自己吃饭，从现在开始就要努力学习了。妈妈可以事先挑好适合的儿童餐椅，让宝宝坐在其中自己吃饭，从而避免吃饭乱跑、不专心进食的情况出现，妈妈只要多加鼓励、从旁辅助就好，不能再一味地盲目喂饭了。

3 一周营养辅食举例

餐次 时间	第1餐	第2餐	第3餐	第4餐	加餐	第5餐	第6餐
周一	二米粥	母乳或 配方乳	鸡蛋面片汤 清拌莴笋丝	母乳或 配方乳	自制原 味酸奶	嫩南瓜沙拉 小米饭	母乳或 配方乳
周二	山药饭	母乳或 配方乳	黄瓜饼 肉丸汤	母乳或 配方乳	水果捞	豆腐拌胡萝卜 蛋黄鸡丝面	母乳或 配方乳
周三	手抓肉 卷	母乳或 配方乳	蒸鱼鲜 蒸软饭	母乳或 配方乳	原味饼 干棒	菌菇丝瓜汤 豆沙卷	母乳或 配方乳
周四	鸡肝糊	母乳或 配方乳	奶汁冬瓜条 西兰花菜饭	母乳或 配方乳	迷你饭团	胡萝卜饼 鲜鸡汤	母乳或 配方乳
周五	鸡肉 玉米面	母乳或 配方乳	蔬菜沙拉 红薯蒸饭	母乳或 配方乳	鲜榨橙汁	黄金炒饭 蔬果汁	母乳或 配方乳
周六	彩蔬拌 饭	母乳或 配方乳	包菜鸡蛋汤 豌豆面	母乳或 配方乳	苹果汁	土豆稀饭 炒三丝	母乳或 配方乳
周日	香菇 鸡肉羹	母乳或 配方乳	洋葱鱼肉炖饭 黄瓜清汤	母乳或 配方乳	香蕉棒	山药蛋黄糊 清炒茭白	母乳或 配方乳

小叮咛：

◆ 妈妈可以根据宝宝的口味和习惯加入少许盐，进行调味。

◆ 食材的选配尽量丰富多样，宝宝不喜欢的食物可以用其他营养成分类似的食物代替。

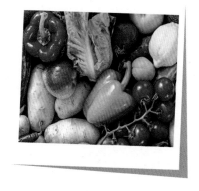

4 妈妈喂养经

1岁后宝宝的个人意愿表现得越加明显，有的宝宝对新的口味和食物很感兴趣，而有的宝宝则要一边玩耍一边吃饭，对此家长要理解宝宝的个性差异，同时还要采取正确的喂养方法，帮助他吃好辅食。

◆宝宝对新的食物感兴趣本是一件好事，但由于年纪太小，自控能力较弱，会出现进食不规律、不节制的现象。对此家长首先要随着宝宝成长阶段的不同，综合活动力、饥饿感等因素适时调整用餐时间和用餐间隔，找到孩子进食的规律。其次对于饮食不节制的问题，家长要起到把控的作用，不能任由孩子盲目进食，甚至是暴饮暴食，否则会对其肠胃产生不良影响。

◆年幼的孩子，特别容易发生吃饭时抓着玩具，边吃边玩的情况，或是吃几口饭就起来走动走动，这让做父母的感到很困扰。这时候，不要直接抢走孩子的玩具加以斥责，这只会引来一场大哭，造成边哭边吃，孩子更没有食欲的状况；也不要端着饭碗追着孩子喂，这会让孩子感觉到有趣，无法改掉不专心吃饭的习惯。

建议固定孩子的座位，让孩子面对着视线范围内容比较单一的地方；用餐时父母可以说一些关于食物或具趣味性的新闻和故事；播放柔和的音乐，也能让孩子心情放松、愉快。这些方式都有助于缓解、降低吃饭时孩子挣扎想下桌的情况。父母亲本身也要以身作则，不要边看电视边吃饭，也不要边看报纸、杂志边吃饭。父母亲吃饭时的行为习惯，容易被孩子模仿。

◆孩子没胃口，不想吃饭时，父母应该心平气和地想出解决对策。如在两餐之间可让孩子适度活动，从而消耗热量，促进下一餐的食欲。巧妙地设计食谱，把孩子排斥但营养丰富的食材通过烹调或切细的手法来变化处理等，都可以减少孩子抗拒吃饭的情形。

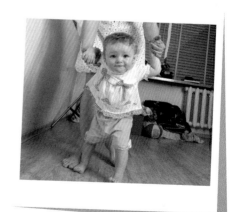

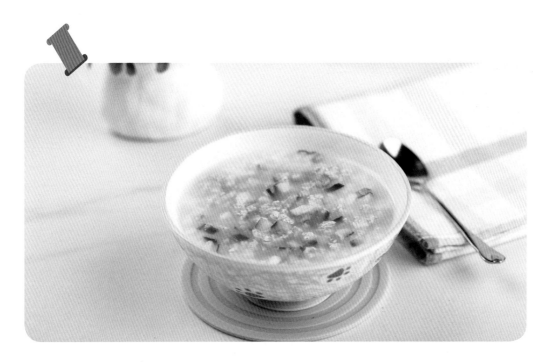

丝瓜瘦肉粥

原料 丝瓜 30 克，瘦肉 30 克，水发大米 50 克。

调料 盐 2 克。

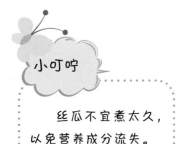

小叮咛

丝瓜不宜煮太久，以免营养成分流失。

做法

1. 将去皮洗净的丝瓜切片，再切成条，改切成粒。
2. 将洗好的瘦肉切成片，再剁成肉末。
3. 锅中注入适量清水，用大火烧热，倒入大米，拌匀。
4. 盖上盖，用小火煮 30 分钟至大米熟烂。
5. 揭盖，倒入肉末，拌匀，放入切好的丝瓜，拌匀煮沸。
6. 加入适量盐，用锅勺拌匀调味，煮沸。
7. 将煮好的粥盛出，装入碗中即可。

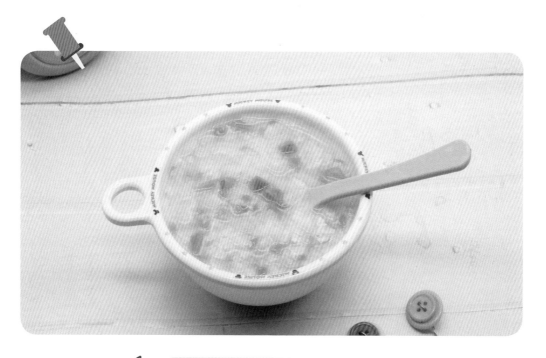

鸡肉包菜米粥

原料 鸡胸肉 20 克，胡萝卜 30 克，包菜 20 克，水发大米 50 克。

调料 盐少许。

小叮咛

可选用砂锅煮软饭制作此粥，这样能使粥的口感更爽滑。

做法

1. 洗净的鸡肉切成条，剁碎。胡萝卜切成粒，包菜切碎。
2. 锅中注入适量清水，烧开。倒入水发大米，煮 40 分钟至熟软。
3. 倒入鸡肉碎，煮 5 分钟至熟透，倒入胡萝卜粒，煮至熟软。
4. 倒入包菜，煮沸，加少许盐，拌匀调味，即可。

扫一扫，学食谱

猪肝瘦肉泥

原料

猪肝 30 克，猪瘦肉 50 克。

调料

盐少许。

做法

1. 将洗好的猪瘦肉切薄片，剁成肉末，备用；将处理干净的猪肝切成薄片，剁碎，待用。

2. 取一个干净的蒸碗，注入少许清水，倒入切好的猪肝、瘦肉，加入少许盐。

3. 将蒸碗放入烧开的蒸锅中，盖上盖，用中火蒸约 15 分钟。

4. 揭盖，取出蒸碗，搅拌几下，使肉粒松散。

5. 另取一个小碗，倒入蒸好的猪肝瘦肉泥即可。

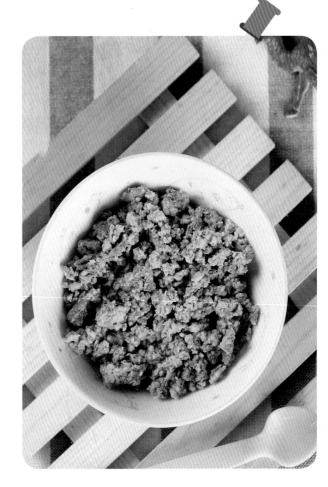

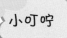 **小叮咛**　在拌好的肉泥中加点水淀粉，肉质会更嫩，而且口感更细腻，利于宝宝吞咽和消化吸收。

菠菜拌鱼肉

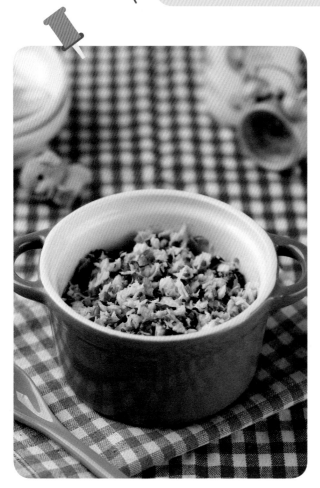

原料

菠菜 50 克，草鱼肉 50 克。

调料

盐少许，食用油适量。

做法

1. 汤锅中注入适量清水，用大火烧开，放入菠菜，煮 4 分钟至熟，捞出菠菜，待用。
2. 将装有鱼肉的盘子放入烧开的蒸锅中，盖上盖，用大火蒸 10 分钟至熟；揭盖，把蒸熟的鱼肉取出。
3. 将菠菜切碎；用刀把鱼肉压烂，剁碎成蓉。
4. 用油起锅，倒入备好的鱼肉，再放入菠菜，放入少许盐，拌炒均匀，炒出香味。
5. 将锅中材料盛出，装入碗中即可。

小叮咛　　菠菜入锅后不宜煮制太长时间，以免过于熟烂。

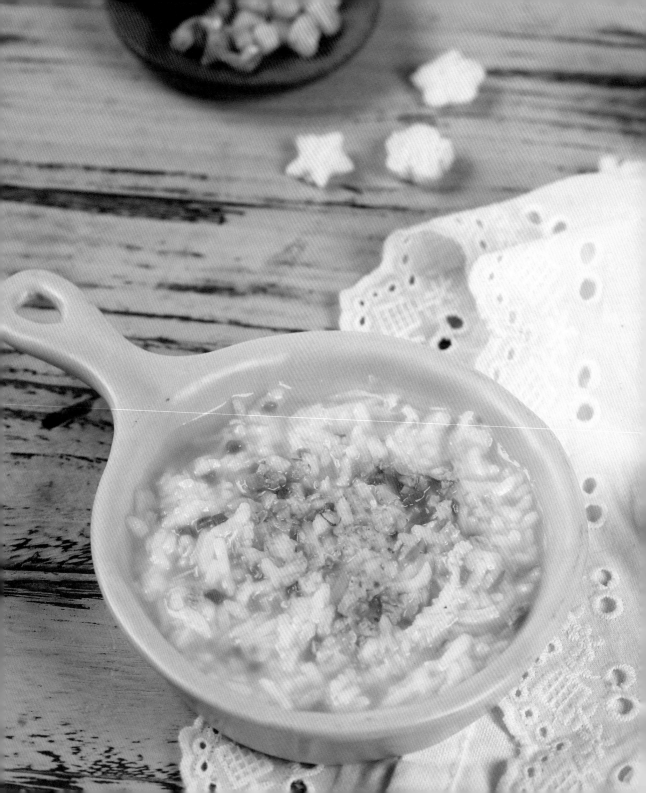

牛肉白菜汤饭

原 料

牛肉 100 克，虾仁 30 克，胡萝卜 20 克，白菜 50 克，米饭 50 克，海带汤 300 毫升。

调 料

芝麻油少许。

做 法

1. 锅中注水烧开，放入牛肉，煮至其断生，捞出，沥干水分，放凉，切成粒。
2. 沸水锅中倒入虾仁，煮至变色，捞出，沥干水分，剁碎，备用。
3. 胡萝卜切粒，白菜切丝。
4. 砂锅置于火上，倒入海带汤、牛肉、虾仁、胡萝卜，拌匀，盖上盖，烧开后用小火煮 10 分钟，揭盖，倒入米饭，放入白菜，拌匀。
5. 盖上盖，用中火续煮约 10 分钟至食材熟透；揭盖，淋入芝麻油，搅拌均匀。
6. 关火后盛出煮好的汤饭即可。

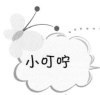

小叮咛　　　牛肉可烹制得鲜嫩些，这样饭会更香，宝宝更爱吃。

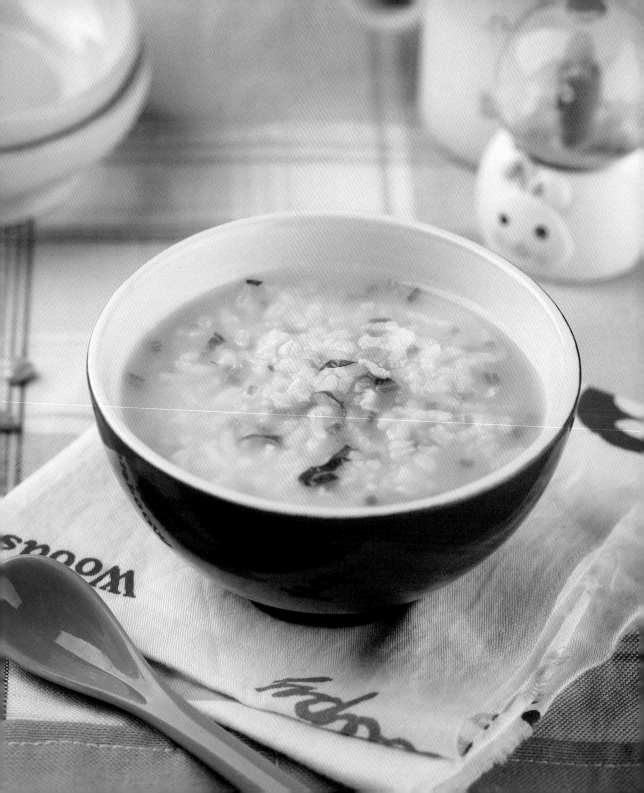

豌豆鸡肉稀饭

原 料

豌豆 25 克，鸡胸肉 50 克，菠菜 50 克，胡萝卜 20 克，软饭 50 克。

调 料

盐少许。

做 法

1. 沸水锅中放入鸡胸肉、豌豆，用小火煮 5 分钟，再放入菠菜，烫煮至熟软，捞出食材。

2. 把菠菜、豌豆剁碎；把鸡胸肉剁成末，胡萝卜切成粒。

3. 汤锅中注水烧开，倒入软饭，搅散，盖上盖，烧开后转小火煮至其软烂。

4. 揭盖，倒入胡萝卜，再盖上盖，用小火煮 5 分钟至胡萝卜熟透。

5. 揭盖，搅拌一会，倒入鸡胸肉、豌豆末、菠菜，拌煮约 1 分钟。

6. 调入少许盐，拌匀，略煮一会至锅中食材入味，关火后盛出即可。

小叮咛　　给 1 岁以上的宝宝食用，可将食材切成小粒，以锻炼宝宝的咀嚼能力。

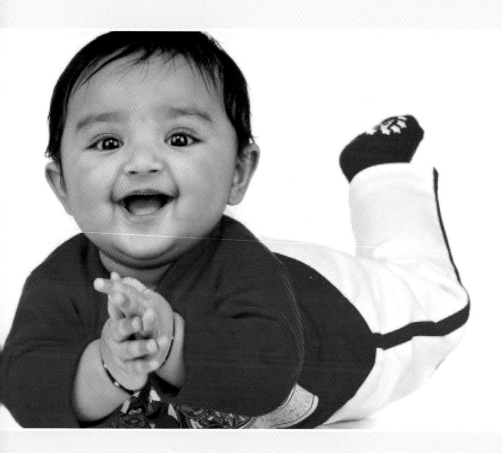

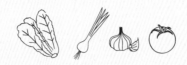

Chapter 9

1.5～2岁，
宝宝爱上丰富多样的美味辅食

在此前的很长一段时间内，
母乳都是宝宝不可或缺的食物，
但从这一阶段开始，
妈妈要开始逐渐为宝宝断奶了，
不仅要照顾好宝宝的情绪，
也要在饮食上多花些心思，
帮助他顺利断奶，
同时也向成人化饮食迈进。

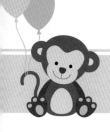

宝宝档案

此阶段的宝宝好像有用不完的精力，去探索这个新奇的世界。宝宝要更好地成长，充足的营养是基本保障，再加上从此阶段开始宝宝要逐渐断奶，因此丰富且味美的辅食对他来说尤为重要。

1 生长发育特点

1.5～2岁男宝宝		1.5～2岁女宝宝	
身长（厘米）	81.3～90.5	身长（厘米）	80.8～89.2
体重（千克）	13.1～15.9	体重（千克）	11.5～15.1
口腔与消化功能	\multispan 1.5 岁左右的宝宝大多数已经长出了12颗牙齿，包括上、下切牙各4颗，以及上、下、左、右前磨牙各1颗，到了20个月左右的时候长出2颗板牙，到21个月的时候，宝宝已有16或20颗牙齿；与此同时宝宝的咀嚼功能也日渐完善		
体能特征	宝宝可以自如地走路和跑步，还会自己扶着栏杆上下楼梯；还会将纸张两折或三折；熟练地把水倒入另一个杯中；平衡能力也有所增强，能在宽距为25～35厘米的两条平行线中间走		
智力特征	19个月时，语言能力强的宝宝能够说出100多个词语，2岁时能说出几百个词语，与成年人交流也不再是困难的事了；爱向身边的人提问；记忆力和想象力也得到了发展，能够理解一些抽象的概念，比如"快和慢""远和近""今天和明天"等		

2 宝宝营养需求

这一阶段的宝宝发育速度较快，对钙的需求增多，如果辅食摄取不当，宝宝很容易缺钙。缺钙一般会出现厌食、偏食、睡眠不安、抵抗力差、枕秃头发少、出牙晚等情况，所以家长要注意为此阶段的宝宝补充钙元素。

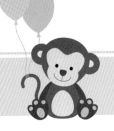

辅食添加指南

对于大多数 1.5 岁以后的宝宝来说，辅食添加已经是一件顺理成章的事情，妈妈制作起辅食来也顺手了很多，但是偶尔还是会有新的问题出现，妈妈不妨参考以下的辅食添加指南，让宝宝吃饭更香。

1 可接受的食物形态

这一阶段宝宝的咀嚼能力进一步提高，食物硬度可以循序渐进地增加。但完全吃成人食物还为时尚早，为了避免宝宝将整块食物都塞进嘴里，妈妈应注意将食物切成扁平的薄片，处理纤维较多的蔬菜和肉类时先改刀，并煮久一些，以便宝宝咀嚼和吸收。

2 辅食添加的方法

此阶段妈妈依旧需要考虑辅食的变化，同时还要着手给宝宝断奶。这里所说的断奶是指断母乳，宝宝仍需食用配方奶。

完成断奶的标准主要有两个：一是宝宝在吃有形状的食物时，会先用前牙咬断，再用牙龈咬碎；二是身体所需要的营养大部分都能从辅食中摄取。总之，如果宝宝能做到每天好好吃 3 顿饭，喝下 300 ～ 400 毫升的配方奶，就可以基本确认宝宝已经完成了断奶。不过，每个宝宝的具体喂养情况不同，既有什么食物都乐意接受的宝宝，也有吃东西谨慎且进食速度慢的宝宝，断奶是一个循序渐进的过程，家长不用心急。

由于饮食结构、奶量的变化，断奶期间的饮食安排需要家长多花些心思，只有做到合理饮食，宝宝才能尽快适应此种变化，向成人饮食迈进。具体的喂养方法有：断奶初期每天应该保证宝宝有 500 毫升以上的受乳量，待宝宝发育到一定程度后再以辅食喂养为主。辅食的添加要以碎、软、烂为原则，首选质地软、易消化的食物。可从不易引起过敏的米汤、米糊等开始添加，等宝宝逐渐适应后再增加蔬菜泥、水果泥、蛋黄泥、肉泥、鱼泥等食物。

3 一周营养辅食举例

餐次 时间	第1餐	加餐	第2餐	加餐	第3餐	第4餐
周一	牛奶 豆沙饼	母乳或 配方乳	上海青鱼肉粥 水煮蛋	鲜奶布丁	鸡肉饭 雪梨汁	配方乳
周二	核桃豆浆 月亮饼	母乳或 配方乳	藕汁蒸蛋 清炒油麦菜	草莓粒粒爽	白菜面 香蕉酸奶	配方乳
周三	肉糜炒饭	母乳或 配方乳	炖鱼片 黄瓜粥	椰奶汁	肉末小饼 芝麻糊	配方乳
周四	水煮蛋 绿豆粥	母乳或 配方乳	三鲜小馄饨	葡萄豆浆	胡萝卜猪 肉饺子	配方乳
周五	餐包 豆浆	母乳或 配方乳	黄金小馒头 炒茄丁	草莓酸奶	香菇面 片汤	配方乳
周六	小米粥 青菜包	母乳或 配方乳	牛肉馅饼 牛奶	牛奶	猫耳面 蔬果沙拉	配方乳
周日	西红柿青 菜粒粒面	母乳或 配方乳	番茄炒蛋 二米粥	坚果饼干	南瓜饼 哈密瓜豆浆	配方乳

小叮咛：

◆断奶期的宝宝不是完全不喝奶，配方奶是每天必不可少的，至少保证每天一次。

◆宝宝的三餐习惯已经基本固定，但依旧要有加餐，才能满足其营养需求。

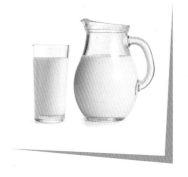

⚘ 妈妈喂养经

　　此阶段的很多宝宝都在断奶，只有做好断奶期的喂养工作，才能顺利度过这一特殊时期，否则宝宝很容易出现身体不适的情况。而且处于发育之中的宝宝，此时的咀嚼和消化能力较弱，要求辅食的形状和种类有所改变，因此妈妈对待宝宝的喂养要尤为用心。

　　◆断奶不可盲目开始。断奶前家长要带宝宝去医院进行体检，只有在发育正常的情况下，才可以开始断奶。如果宝宝的消化系统发育缓慢，就无法消化其他食物，盲目断奶会使其营养摄入不足，甚至影响发育，所以家长应视自家宝宝的体检情况而决定断奶与否。

　　◆断奶期间，为了让宝宝能够逐渐适应辅食的味道，在具体喂养时可以先喂辅食再喂奶，这样可以在宝宝饥饿的时候喂辅食，防止宝宝吃奶后有饱腹感而对辅食不感兴趣，当宝宝吃完辅食后，妈妈再喂母乳或者配方奶，让宝宝一次性吃饱。如此慢慢喂养下来，可以有效降低断奶的难度。

　　◆相比难嚼又容易塞牙缝的瘦肉，很多宝宝更爱吃肥肉。肥肉中90%都是脂肪，能为人体提供高热物质，且有利于脂溶性维生素的吸收，适当摄取有利于生长发育，但吃得过多，就会对身体产生不利影响。例如肥肉会长时间停留在宝宝的胃里，影响对蔬菜、水果等其他食材的摄入；肥肉中多余的热量会变成脂肪，引起小儿肥胖，所以家长不宜让宝宝吃过多肥肉。

　　◆每位妈妈都在竭尽所能地照顾好宝宝，不让他生病，但成长的过程中难免会有小病小痛，宝宝生病时正确的喂养方法有助于身体恢复，反之则有可能使病情加重，所以家长有必要了解一些常见的食疗方法。宝宝感冒时多吃一些温热的食物，适当多补充水分，肠胃不适时则要吃一些清淡好消化的食物，咳嗽时喝一些润肺止咳的汤水，有利于病情的恢复。

牛肉胡萝卜粥

原料

水发大米 50 克，胡萝卜 20 克，
牛肉 50 克。

做法

1. 将洗净的胡萝卜切成丝，洗好
   的牛肉切片。
2. 沸水锅中倒入牛肉，汆一会儿
   至去除血水，捞出，沥干水分，
   放凉后切碎。
3. 砂锅中注入少许清水烧热，倒
   入牛肉碎、泡好的大米，炒约
   2 分钟至食材转色。
4. 放入胡萝卜丝，翻炒片刻至断
   生，注入适量清水，搅匀。
5. 盖上盖，用大火煮开后转小火
   煮 30 分钟至食材熟软。
6. 揭盖，搅拌一下，关火后盛出，
   装碗即可。

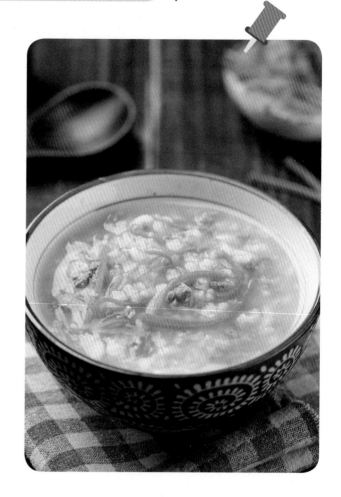

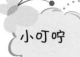

小叮咛

煮好的粥关火后先不要揭盖，焖 5 分钟左右，粥会变得更
黏稠。

蔬菜三文鱼粥

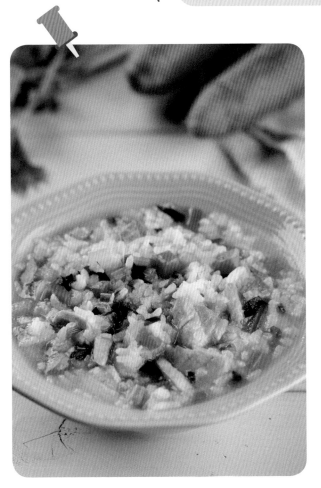

原料

三文鱼 100 克，胡萝卜 20 克，菠菜 20 克，水发大米 50 克。

调料

盐 2 克，水淀粉 3 克，食用油适量。

做法

1. 将洗净的菠菜切碎，去皮洗好的胡萝卜切粒。
2. 将洗好的三文鱼切成片，装入碗中，放入少许盐、水淀粉拌匀，腌渍入味。
3. 锅中注清水烧开，倒入大米，加少许食用油。
4. 盖上盖，小火煲至大米熟透。
5. 揭盖，倒入切好的胡萝卜粒，再盖上盖，小火煮至食材熟烂。
6. 揭盖，加入三文鱼、菠菜，拌匀煮沸。
7. 加盐调味，盛出即可。

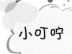

小叮咛　　腌渍三文鱼时，加入少许葱姜酒汁，能更好地去腥提鲜。

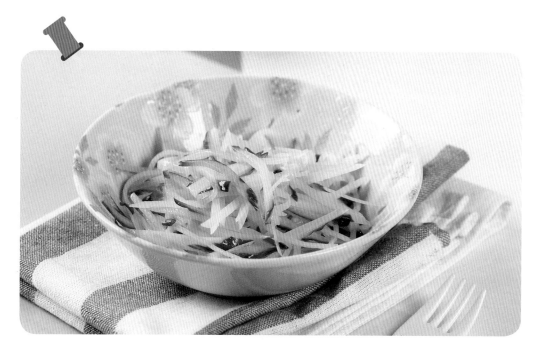

黄瓜炒土豆丝

原料 土豆100克,黄瓜50克,葱末、蒜末各少许。

调料 盐3克,鸡粉、水淀粉、食用油各适量。

小叮咛

黄瓜丝和土豆丝不宜切得太长,以方便孩子进食。

做法

1. 把洗好的黄瓜切成丝,去皮洗净的土豆切成细丝。

2. 锅中注入适量清水烧开,放入少许盐,倒入土豆丝,煮约半分钟,捞出,沥干待用。

3. 用油起锅,下入蒜末、葱末,用大火爆香,倒入黄瓜丝,翻炒几下,至析出汁水。

4. 放入土豆丝,快速翻炒至全部食材熟透。

5. 转小火,加入盐、鸡粉,转中火,翻炒至食材入味。

6. 淋入少许水淀粉勾芡,关火后盛出菜肴即可。

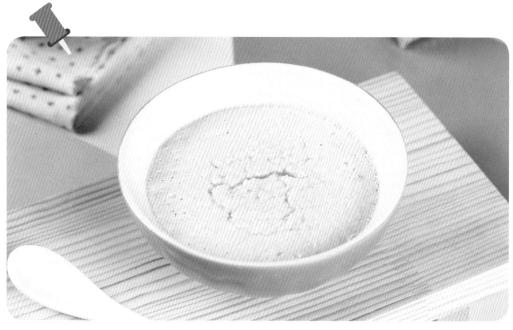

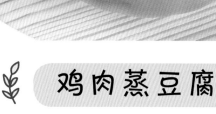 鸡肉蒸豆腐

原料 豆腐 200 克，鸡胸肉 40 克，鸡蛋 1 个。

调料 盐、芝麻油各少许。

小叮咛

鸡肉也可以切成细小的肉丁，以锻炼宝宝的咀嚼能力。

做法

1. 将洗好的鸡胸肉切片，剁成肉末。

2. 鸡蛋打入碗中，打散调匀，制成蛋液。

3. 将鸡肉末装入碗中，倒入蛋液，拌匀，加入少许盐，搅拌，制成鸡肉糊。

4. 锅中注水烧热，加入少许盐，放入豆腐，煮约 1 分钟，捞出，沥干，放凉后剁成细末。

5. 淋入少许芝麻油，搅拌均匀，制成豆腐泥，装入蒸盘，铺平，倒入鸡肉糊，待用。

6. 蒸锅上火烧开，放入蒸盘，用中火蒸约 5 分钟至食材熟透，取出即可。

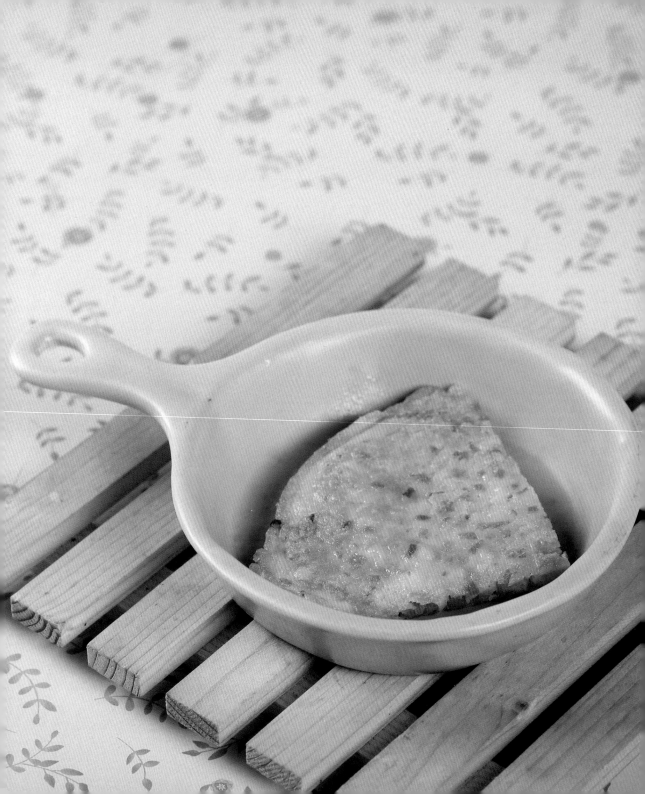

鱿鱼蔬菜饼

原料

胡萝卜 50 克，鸡蛋 1 个，鱿鱼 80 克，生粉 30 克，葱花少许。

调料

盐 1 克，食用油适量。

做法

1. 将洗净的胡萝卜去皮切碎，洗净的鱿鱼切丁。
2. 取空碗，倒入生粉、胡萝卜碎，放入鱿鱼丁，加入鸡蛋。
3. 倒入葱花，搅拌均匀，倒入适量清水，搅拌均匀。
4. 加入盐，搅拌成面糊，待用。
5. 用油起锅，倒入面糊，煎约 3 分钟至底部微黄，翻面，续煎 2 分钟至两面焦黄。
6. 关火后将煎好的鱿鱼蔬菜饼盛出放凉，再切小块。
7. 将切好的鱿鱼蔬菜饼装盘即可。

 小叮咛　倒入生粉中的清水约 150 毫升即可。

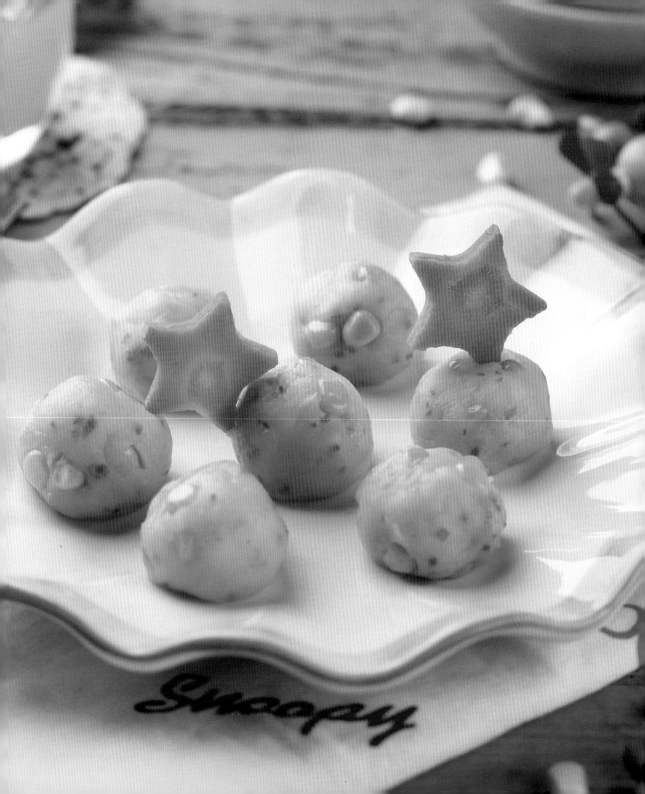

杂蔬丸子

原料

土豆 150 克，胡萝卜 70 克，香菇 30 克，芹菜 20 克，玉米粒 120 克。

调料

盐、鸡粉各 2 克，生粉适量，芝麻油少许。

做法

1. 将洗净去皮的土豆切小块，洗好的芹菜切碎，胡萝卜切成粒，香菇切成粒。
2. 锅中注水烧开，倒入胡萝卜、香菇，拌匀，加少许盐，焯约半分钟，捞出待用。
3. 沸水锅中倒入玉米粒，煮约 1 分钟，捞出待用。
4. 蒸锅上火烧开，放入土豆块，用中火蒸约 10 分钟，取出，放凉后压成泥，装入大碗。
5. 往大碗中放入胡萝卜、香菇、芹菜，加入少许盐、鸡粉、芝麻油，拌匀，加入适量生粉，拌匀。
6. 将拌好的食材做成数个小丸子，粘裹上玉米粒，放在盘中，备用。
7. 蒸锅上火烧开，放入小丸子，用中火蒸约 5 分钟至熟，取出即可。

小叮咛　　丸子中也可以添入其他种类的蔬菜，以丰富口味和营养。

蛋花麦片粥

鸡蛋 1 个，燕麦片 20 克。

调料

盐 2 克。

做法

1. 将鸡蛋打入碗中，用筷子打散，调匀。
2. 锅中注入适量清水烧热。
3. 倒入适量燕麦片，搅拌均匀。
4. 盖上盖，用小火煮约 10 分钟至燕麦片熟烂。
5. 揭盖，倒入备好的蛋液，拌匀，加入适量盐，拌匀煮沸。
6. 将锅中煮好的粥盛出，装入碗中即可。

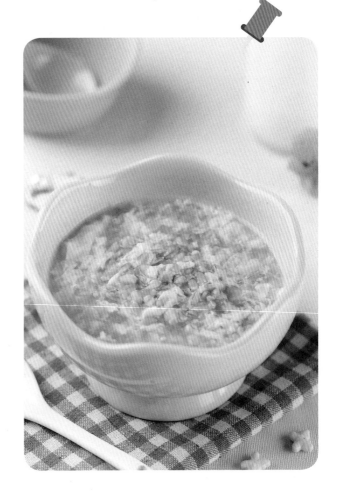

小叮咛

燕麦片煮沸后要转小火，以免溢出来。可以先将燕麦片用水泡发，这样可以缩短煮制时间。

牛肉南瓜汤

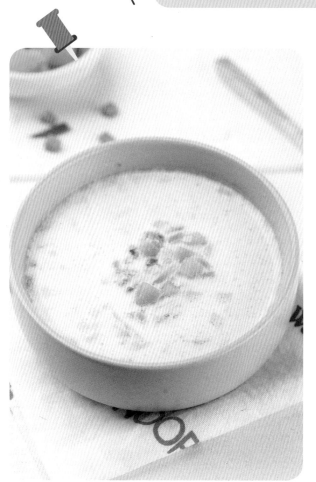

原料

牛肉 120 克，南瓜 50 克，胡萝卜 20 克，洋葱 50 克，牛奶 100 毫升，高汤 800 毫升，黄油少许。

做法

1. 将洋葱、胡萝卜切成粒状，南瓜切成小丁块，牛肉去除肉筋，再切成粒，备用。
2. 煎锅置于火上，倒入黄油，拌匀，至其溶化。
3. 倒入牛肉，炒匀至其变色。
4. 放入备好的洋葱、南瓜、胡萝卜，炒至变软。
5. 加入牛奶、高汤，搅拌均匀，用中火煮至食材入味，关火后盛出即可。

小叮咛 切好的牛肉粒可先汆一下水，去除血水后再烹煮，口感会更佳。

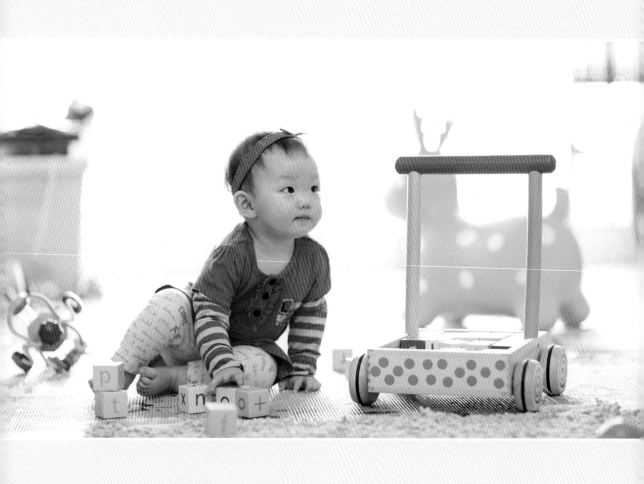

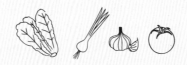

Chapter 10

2～3岁，
开启宝宝的吃喝盛宴

对于2～3岁的宝宝来说，
辅食添加再度升级，
很多成人吃的食物可以尝试，
口味和形状也更加丰富，
菜、饭、粥、汤花样百出，
开启宝宝的吃喝盛宴，
为宝宝的茁壮成长蓄能，
为身体的营养和健康加分。

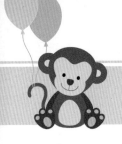

宝宝档案

此阶段的宝宝不管是体力还是智力，相比以前都有了"质"的飞跃，可以完成更多的游戏，也能说清楚更多的话，对于这些进步家长感到欣慰与喜悦。当然，宝宝的咀嚼与消化功能也提升了很多，此时可以开启宝宝的吃喝盛宴了。

 1 生长发育特点

2～3岁男宝宝		2～3岁女宝宝	
身长（厘米）	83.3～98.7	身长（厘米）	82.3～98.1
体重（千克）	15.2～16.4	体重（千克）	13.6～16.3
口腔与消化功能	3岁宝宝的乳牙已经出齐，咀嚼能力有了"质"的飞跃，能够咀嚼大部分的食物了；食物烹调法可慢慢趋向于大人，可进食各种各样的食物了，之前宝宝不爱吃的或者不能吃的食物也可以尝试再次喂食，也许会有不一样的变化		
体能特征	此时的宝宝可灵活地玩拍球、接球的游戏，还会用单腿站立、练习跳跃；愿意参加集体活动，户外活动有所增加		
智力特征	能明确分清两种以上的颜色及大小等概念；能较准确地分辨方位；说话时语速加快，会用敬语，也会问很多问题；会用笔画图；能自己上厕所、穿衣服等，还能时不时地给父母帮点小忙；和其他小朋友也有了初步的交流		

2 宝宝营养需求

2～3岁的宝宝每千克体重需要480千焦的能量和1.5～3克的蛋白质，脂肪占总能量的30%～35%，这些营养需求相比上一个阶段，没有太大的变化，不过家长要注意膳食纤维的补充，尤其是对有挑食、偏食现象的宝宝。

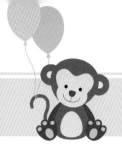

辅食添加指南

2～3岁的宝宝能吃的食物种类已经很丰富了，有时很多大人的食物也可以吃，家长不用再花太多心思给宝宝单独制作，但是仍要注意口味的清淡和适当的食物搭配。此阶段的辅食添加指南如下，仅供家长参考。

1 可接受的食物形态

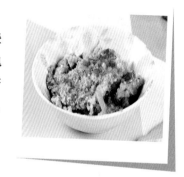

这一阶段宝宝可接受比前一阶段硬度更高一些的食物，总体来说更贴近成人化饮食，但辅食质地要比成人的细、软、烂，与此同时为了保证宝宝产生足够的用餐欲望，避免厌食、挑食等情况的发生，食物形态也要丰富多变。

2 辅食添加的方法

相比较之前以奶类为主，现阶段则是以蛋、奶、肉、蔬菜、水果、谷类等混合喂养为主。为了让宝宝更好地获取营养，健康成长，相应的辅食添加方法也要适时调整。

合理、均衡的膳食对宝宝来说是十分重要的，合理的营养是健康的基础，均衡膳食是宝宝营养全面的必要条件。2岁以后，宝宝能吃的食物越来越多了，自身的营养需求较以前有了很大的变化，此阶段应重点让他尽可能全面地摄取营养；宝宝每天的用餐时间应尽量向大人靠拢，可以安排他和大人一起就餐。这不仅有助于形成规律的饮食习惯，还可以让宝宝从观察中学会进食的技巧，增加进食的兴趣；这一阶段宝宝的消化功能更加完善，妈妈不要只给宝宝吃精细加工过的食物。科学摄取适量粗粮不仅可以均衡营养，还能减少宝宝发生便秘的概率；正餐之间的零食是补充营养的重要途径，但零食不能喧宾夺主，取代正餐成为宝宝所需营养的主要来源。

此外，宝宝尝试过糖、盐等调味料之后，口味会变得越来越挑剔，如果食物味道过于寡淡，宝宝会出现拒绝进食、不爱吃饭的现象，所以家长还要注意辅食的口味。

3 一周营养辅食举例

餐次 时间	第1餐	加餐	第2餐	加餐	第3餐	第4餐
周一	鲜肉蛋羹	配方乳	青菜烫饭 冬瓜丸子汤	火龙果汁	牛肉粥 餐包	配方乳
周二	原味豆浆 青菜包	配方乳	小葱炒蛋 千丝饼	牛奶	豆角糊 三色花卷	配方乳
周三	杂粮饭	配方乳	排骨饭 青菜豆腐	时蔬汁	鸡蛋面	配方乳
周四	水煮蛋 山药粥	配方乳	鸡肝面 小炒丝瓜	苹果沙拉	全麦面包 原味豆浆	配方乳
周五	嫩滑豆腐脑	配方乳	紫菜蛋汤 水晶饺子	自制酸奶	茄汁炒饭 鲜鱼汤	配方乳
周六	牛奶麦片粥	配方乳	蛋炒饭 油淋茄子	雪梨甜汤	胡萝卜面片 水果奶昔	配方乳
周日	南瓜饭	配方乳	猪肉馅饼 黄瓜炒蛋	坚果饼干	蛋炒饭 葡萄汁	配方乳

小叮咛：

◆午餐可以比早餐和晚餐更丰富一点，为宝宝提供一天活动所需的能量。

◆三顿正餐前半小时尽量不要喂宝宝吃东西，以免影响正餐的摄入。

4 妈妈喂养经

到这一阶段，相信许多妈妈在给宝宝准备食物方面已经小有心得，宝宝爱吃什么，不爱吃什么，什么情况下宝宝会吃得多一些，这些问题妈妈早就心中有数，不过仍然有以下几个方面需要注意。

◆有的宝宝吃饭时总爱把饭菜含在嘴里，不咀嚼也不吞咽，俗称含饭。宝宝之所以喜欢含饭，很大一部分原因是家长没有从小让他养成良好的饮食习惯、不按时添加辅食、宝宝没有机会训练咀嚼能力。如果宝宝含饭的行为没有得到纠正，就会因为长期吃饭过慢、过少，而出现营养状况差的情况，甚至是缺乏某种营养素，导致生长发育迟缓。对于含饭的宝宝，家长可以让他与其他宝宝一起进餐，让他学习其他宝宝的咀嚼动作，随着练习的增多慢慢矫正。

◆日常生活中，爸爸妈妈会经常带宝宝出去玩，此时就免不了在外就餐。家长首先要选择一家干净卫生的餐厅，所点的菜肴口味要满足宝宝口味、营养所需，同时还要注重水、维生素和矿物质的补充，尽量做到荤素搭配，可以水果作为加餐。

◆缺锌会使宝宝生长发育落后。如智力发育不良；免疫能力降低，易发生感染；消化功能紊乱，进而导致食欲下降、厌食、腹泻甚至异食癖等；还可能出现精神差、嗜睡、毛发脱落等情况。轻度缺锌的宝宝可通过饮食加以调节，多吃富含锌的食物，如牛肉、鱼、坚果等；重度缺锌的宝宝可以在医生的指导下口服锌制剂。

◆幼儿的胃较小，单凭三餐吃饱并不能满足身体的营养所需，所以食用正餐之间的加餐成了补充营养的重要途径。烤红薯、饭团等都是不错的加餐选择。另外，随着年龄增大，孩子的喝奶量会越来越少，为了孩子的健康成长，最好还是有计划地让他们多喝些牛奶。

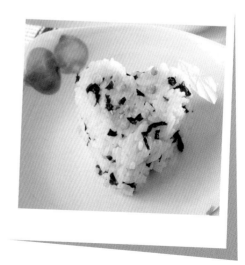

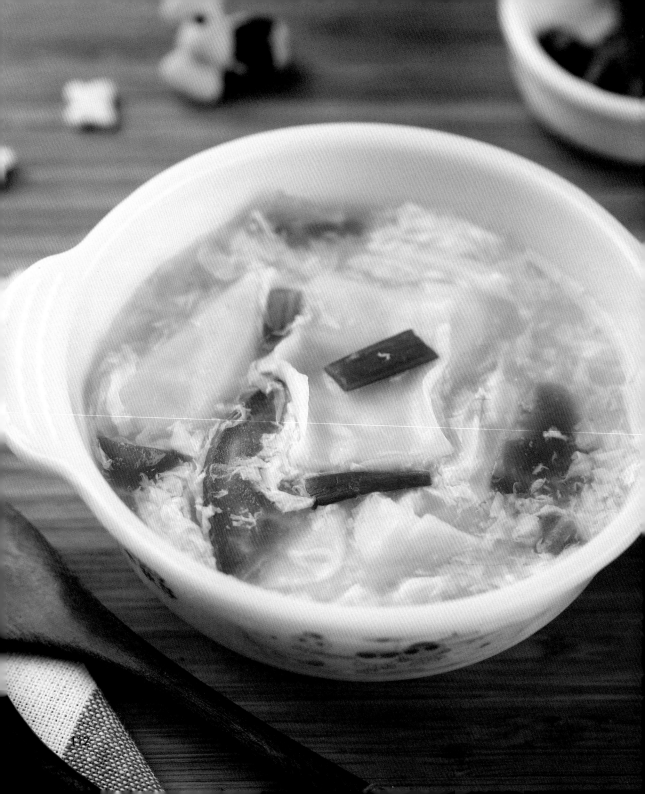

西红柿鸡蛋面片

原料

西红柿 90 克，馄饨皮 100 克，鸡蛋 1 个，姜片、葱段各少许。

调料

盐 2 克，鸡粉少许，食用油适量。

做法

1. 将备好的馄饨皮沿对角线切开，制成生面片，备用。
2. 将洗好的西红柿切开，再切成小瓣，备用。
3. 把鸡蛋打入碗中，搅散，调成蛋液，备用。
4. 起油锅，放入姜片、葱段，爆香，盛出姜、葱。
5. 倒入切好的西红柿，炒匀，注入适量清水，用大火煮约 2 分钟，至汤水沸腾。
6. 倒入生面片，搅散、拌匀，转中火煮约 4 分钟，至食材熟透。
7. 倒入蛋液，拌匀，至液面浮现蛋花。
8. 加入少许盐、鸡粉，拌匀调味，关火后盛出即可。

小叮咛　　　生面片放入锅中之前最好将其散开，以免遇热后粘在一起，不易煮熟透。

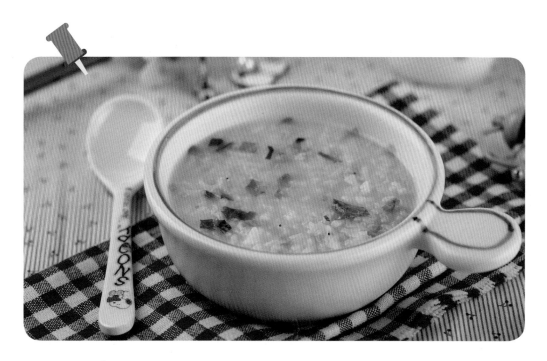

虾皮肉末青菜粥

原料 虾皮 15 克，肉末 50 克，生菜 80 克，水发大米 50 克。

调料 盐、生抽各少许。

做法

1. 把生菜切成粒，虾皮剁成末。
2. 锅中注入适量清水烧开，倒入大米、虾皮，搅匀。
3. 烧开后用小火煮至大米熟软。
4. 放入肉末、生菜，加少许盐、生抽，拌匀煮沸。
5. 把煮好的粥盛出，装入碗中即可。

小叮咛

原料尽量切得碎一些，有利于宝宝吸收和消化。

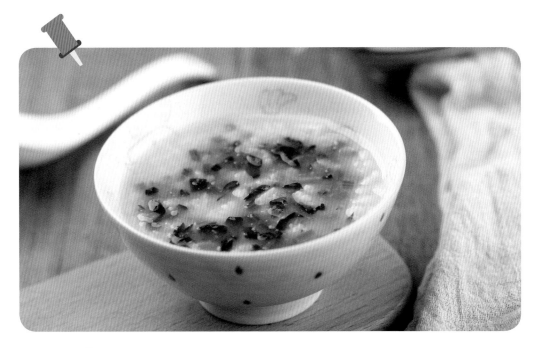

胡萝卜菠菜粥

原料 胡萝卜 30 克，菠菜 20 克，水发大米 50 克。

调料 盐 2 克。

小叮咛

可以根据孩子的喜好加入其他蔬菜或肉末，营养更丰富。

做法

1. 将洗净的胡萝卜切成粒。

2. 洗好的菠菜切碎。

3. 锅中注入适量清水烧开，倒入泡发大米拌匀。

4. 盖上盖，用小火煮 40 分钟至软饭熟烂。

5. 揭盖，倒入切好的胡萝卜，煮约 5 分钟，搅拌均匀，放入备好的菠菜，拌匀煮沸。

6. 加入适量盐，拌匀调味，关火后盛出即可。

扫一扫，学食谱

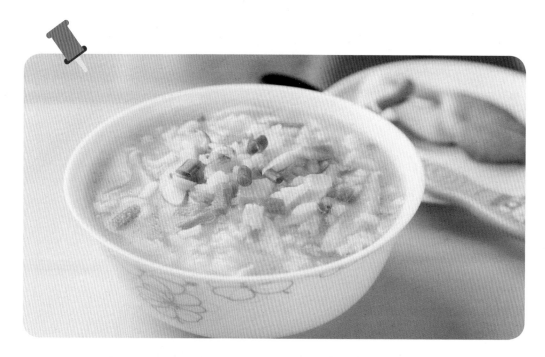

虾仁蔬菜稀饭

原料 虾仁 30 克，胡萝卜 35 克，洋葱 40 克，稀饭 50 克，高汤 200 毫升。

调料 食用油适量。

小叮咛

稀饭中可以加入少许奶酪一起煮，既增加营养又丰富口感。

做法

1. 锅中注入适量清水烧开，倒入洗净的虾仁，拌匀，煮至虾身弯曲，捞出。

2. 将洗净的洋葱切成小丁块，放凉的虾仁切碎，洗净去皮的胡萝卜切成丁，备用。

3. 砂锅置于火上，淋入少许食用油，倒入洋葱，炒香。

4. 放入胡萝卜、虾仁，炒匀，倒入高汤，加入稀饭，拌匀、炒散。

5. 盖上盖，烧开后用小火煮约 20 分钟至食材熟透。

6. 揭盖，搅拌匀至稀饭浓稠即可。

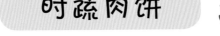

时蔬肉饼

原料

菠菜、芹菜各 50 克，西红柿、土豆各 85 克，肉末 75 克。

调料

盐少许。

做法

1. 汤锅中注水烧开，将西红柿烫煮 1 分钟，去皮去蒂，备用。

2. 土豆洗净去皮切成块；芹菜洗净剁成末；菠菜切粒；西红柿剁碎。

3. 将土豆放入蒸锅中，蒸至熟透，取出后压成泥装入碗中，放入少许盐，加肉末、西红柿、芹菜、菠菜，拌匀，制成蔬菜肉泥。

4. 将适量蔬菜肉泥放入模具中压实，取出饼坯，放入蒸锅中用大火蒸至熟后取出，装入盘中即可。

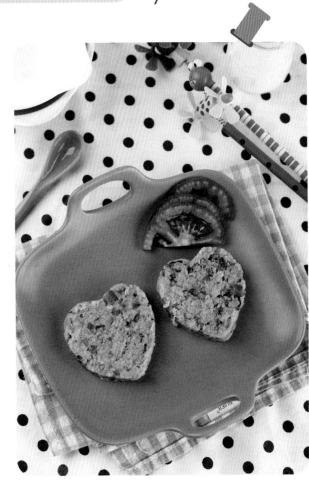

 小叮咛　肉饼中也可以添入其他种类的蔬菜以丰富口味和增加营养。

117

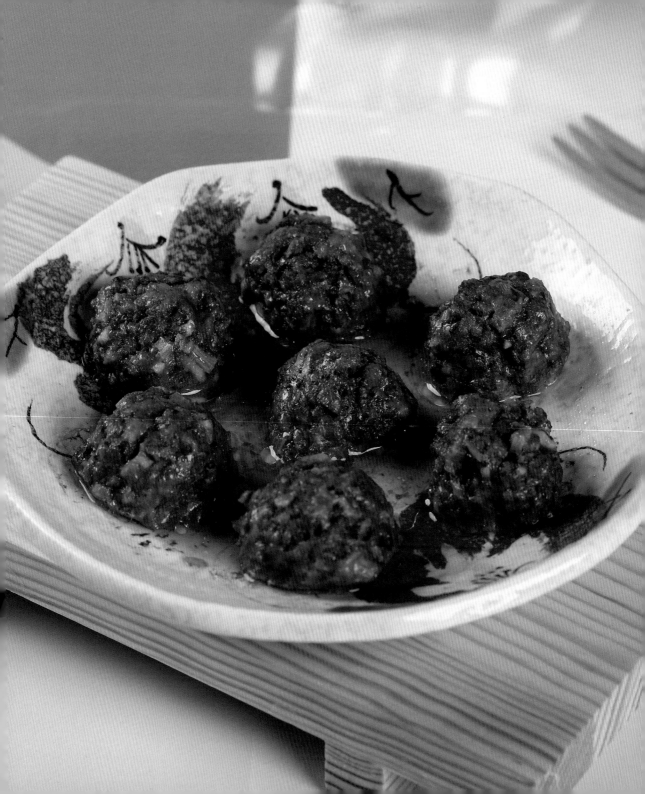

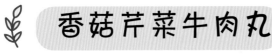

香菇芹菜牛肉丸

原料

香菇 30 克，牛肉末 200 克，芹菜 20 克，蛋黄 20 克，姜末、葱末各少许。

调料

盐 3 克，鸡粉 2 克，生抽 6 毫升，水淀粉 4 毫升。

做法

1. 将洗净的香菇切成条，再切成丁；洗好的芹菜切成碎末。
2. 取一个碗，放入牛肉末、芹菜末，倒入香菇、姜末、葱末、蛋黄。
3. 加入少许盐、鸡粉、生抽、水淀粉，搅匀，制成馅料。
4. 用手将馅料捏成丸子，放入盘中，备用。
5. 蒸锅上火烧开，放入牛肉丸。
6. 盖上盖，用大火蒸 30 分钟至熟。
7. 关火后揭盖，取出蒸好的肉丸即可。

小叮咛　　牛肉丸不要捏太大，否则不易蒸熟，宝宝吃起来也会比较费劲。

肉末炒青菜

原料

上海青 50 克，肉末 20 克。

调料

盐 1 克，生抽、食用油适量。

做法

1. 将洗净的上海青切成细条，再切成碎末，备用。
2. 炒锅中倒入适量食用油烧热，放入肉末，炒散。
3. 淋入少许生抽，炒匀。
4. 倒入切好的上海青，翻炒均匀。
5. 加入少许盐，炒匀调味，注入适量清水，煮至沸。
6. 关火后盛出炒好的菜肴即可。

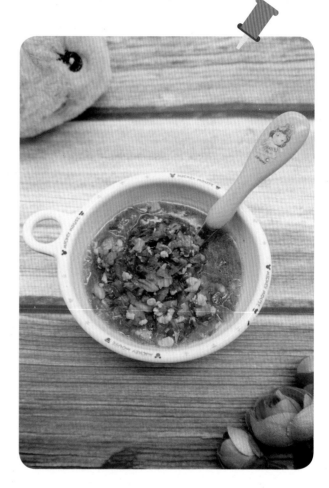

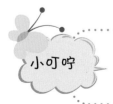

小叮咛

肉末可事先腌渍片刻，口感更佳。

扫一扫，学食谱

粉蒸牛肉

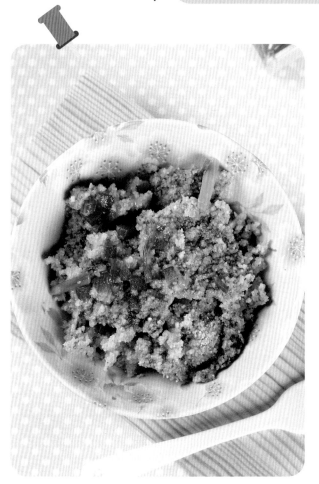

原料

牛肉300克，蒸肉米粉100克，蒜末、葱花各少许。

调料

盐、鸡粉各2克，生抽2毫升，水淀粉5毫升，食用油适量。

做法

1. 处理好的牛肉切成片，装入碗中，加入盐、鸡粉，放入生抽、水淀粉，拌匀。

2. 加入适量的蒸肉米粉，搅拌片刻，装入蒸盘中。

3. 蒸锅上火烧开，放入牛肉，盖上盖，大火蒸20分钟至熟透。

4. 揭盖，将牛肉取出，装入另一盘中，放上蒜末、葱花。

5. 锅中注入食用油，烧至六成热，将烧好的热油浇在牛肉上即可。

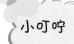 小叮咛　切好的牛肉可以用刀背拍打一下，牛肉口感会更好。

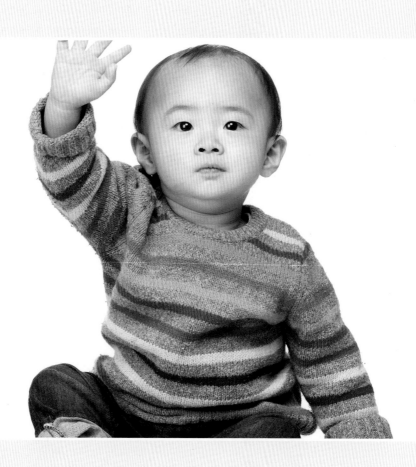

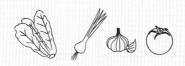

Chapter 11

功能性食谱，
宝宝吃得香、身体棒

宝宝的点滴成长，
都离不开爸爸妈妈的精心照护，
但有时宝宝难免会出现没胃口、感冒、发热等症状，
与其等到那时束手无策，
不如提前了解一些功能性食谱，
通过食物既能满足宝宝的营养需求，
还能起到缓解身体不适的作用。

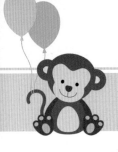

开胃食谱，增加宝宝的食欲

宝宝胃口不好、食欲不振和饭后难消化都是日常生活中的常见情况，中医认为这是由于宝宝脾胃虚弱、肝胃不和或饮食不节造成的。尤其是在夏天，宝宝出汗较多，水、电解质代谢失衡，甚至酸碱失衡，导致胃液酸度降低，进而影响食欲。

1 关键营养素

如果宝宝体内缺锌，就会出现食欲不振的表现；B族维生素的缺乏也容易造成宝宝胃口不好、消化不良。此外餐前摄入零食过多、运动量不足等也有可能导致胃口不好。

2 明星食材推荐

食物分类	代表性食材
蔬菜类	黄瓜、丝瓜、胡萝卜、莲藕、香菇、白菜等
水果类	苹果、甘蔗、樱桃、香蕉、菠萝等
肉类	鸡肉、牛肉、羊肉、草鱼、鲈鱼、黄鳝等
谷物类	小麦、大米、小米、玉米、燕麦等

3 喂养叮咛

◆过量食用高蛋白、高油脂的高热量食物，会影响脾胃的消化和吸收功能，使之不能正常地发挥运化能力，严重时会出现食欲不振、厌食、积食等症。

◆寒凉食物是脾胃的大忌，如冰激凌、冷饮等食品，过量食用也会影响脾胃的消化功能，导致食欲不振，严重时还会引发腹痛、呕吐等症。

◆家长要积极改变食物的搭配，多花心思做一些有趣、可爱的儿童营养餐，或者改变餐具的颜色、形状等，勾起孩子对食物的兴趣，以便改善孩子的食欲。

功能性食谱，宝宝吃得香、身体棒

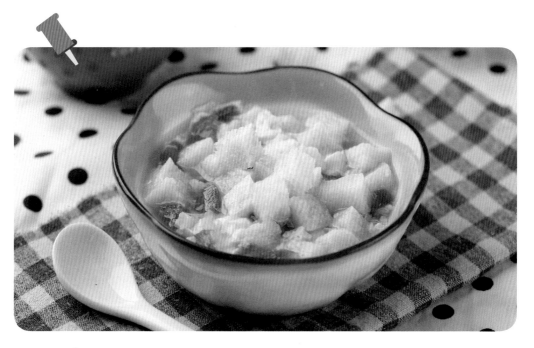

西红柿面包鸡蛋汤

原料 西红柿 95 克，面包片 30 克，高汤 200 毫升，鸡蛋 1 个。

做法

1. 将鸡蛋打入碗中，用筷子打散，调匀。
2. 汤锅中注入适量清水烧开，放入西红柿，烫煮 1 分钟后取出。
3. 面包片去边，切成粒；西红柿去皮、去蒂，切成小块。
4. 将高汤倒入汤锅中烧开，放入西红柿，用中火煮 3 分钟至熟。
5. 倒入面包粒，搅拌均匀，倒入备好的蛋液，拌匀煮沸。
6. 将煮好的汤盛出，装入碗中即可。

小叮咛

面包可以切得小块一点，煮软，这样宝宝更容易消化。

玉米山药糊

原料

山药 90 克，玉米粉 100 克。

做法

1. 将去皮洗净的山药切条，再切小块。
2. 取一个小碗，放入备好的玉米粉，倒入适量清水，边倒边搅拌，至玉米粉完全制成玉米糊，待用。
3. 砂锅中注入适量清水烧开，放入山药块，搅拌均匀，倒入调好的玉米糊，边倒边搅拌。
4. 中火煮约 3 分钟，至食材熟透。
5. 关火后盛出煮好的玉米山药糊，装在碗中即可。

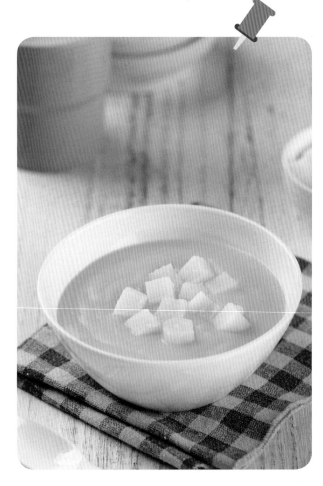

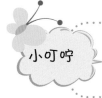 **小叮咛**　煮玉米糊时要不停搅拌，这样可以避免糊在锅底。

猪肉包菜卷

功能性食谱，宝宝吃得香、身体棒

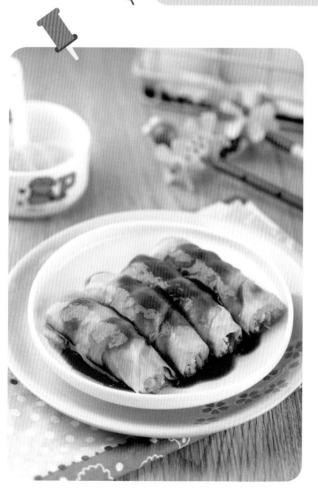

原料

肉末 60 克，包菜 70 克，西红柿 75 克，洋葱 50 克，蛋清 40 克。

调料

盐 2 克，番茄酱、食用油各少许。

做法

1. 包菜焯煮 2 分钟，捞出，放凉后修整出卷皮的形状；西红柿去皮，切碎；洋葱切成丁。

2. 取一个大碗，放入西红柿、肉末、洋葱、盐，拌匀制成馅料。

3. 蛋清打成蛋液，取包菜，放入适量馅料，卷成卷，用蛋清封口。

4. 将制成的生坯装入蒸盘，放入蒸锅中，用中火蒸约 20 分钟，取出。

5. 用油起锅，加入少许番茄酱、清水拌匀，浇在包菜卷上即可。

小叮咛

在包菜卷边上涂上蛋清，能更好地封口，包菜卷不容易散。

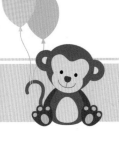

护眼食谱，明亮宝宝的双眸

每位家长都希望自己的宝贝拥有一双明亮的眼睛，能够更加清楚地去欣赏这个丰富多彩的世界。尤其是对于处在眼睛发育关键期的婴幼儿来说，正确的饮食调养显得尤为重要，接下来我们就一起了解一下。

 1　关键营养素

视网膜上的视紫质由蛋白质合成，蛋白质不足会导致视紫质合成不足，进而出现视力障碍；DHA 和 ARA 对维持神经系统细胞生长起着重要作用，是大脑和视网膜的重要构成部分，有着促进脑发育、提高记忆力、完善视力发育的作用。此外，维生素、矿物质等也是明亮宝宝双眸必不可少的营养素。

2　明星食材推荐

食物分类	代表性食材
蔬菜类	莴笋、胡萝卜、玉米、西蓝花、生菜等
水果类	樱桃、香蕉、蓝莓、草莓等
肉类	猪瘦肉、鸡肝、鲤鱼、草鱼等
谷物类	黑米、黑豆、绿豆等

 3　喂养叮咛

家长首先可适当多为孩子准备一些黄绿色水果，因为此类蔬果中含有丰富的类胡萝卜素、维生素以及矿物质，这些营养成分对眼睛十分有益。其次，家长要及时纠正孩子挑食、偏食等坏习惯，确保孩子营养摄取的均衡。另外，家长尽可能不要让孩子食用含防腐剂、香精、色素等的食物以及调味品。

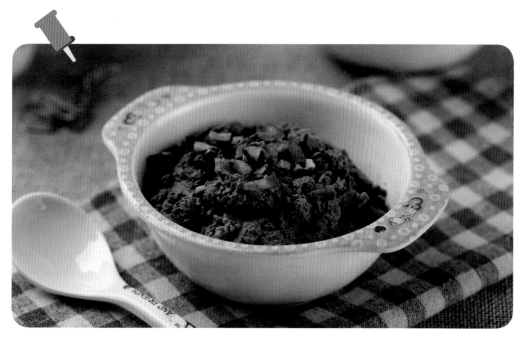

枣泥肝羹

原料 西红柿 55 克，红枣 25 克，猪肝 120 克。

调料 盐 2 克，食用油适量。

小叮咛

在猪肝泥中加少许水淀粉，可使蒸出来的猪肝口感更佳。

做法

1. 锅中注水烧开，放入西红柿烫一会儿，捞出，放凉后剥去表皮，切小瓣，改切成小块。

2. 将红枣切开，去核，切条形，剁碎；处理好的猪肝切条形，改切成小块，放入榨汁机中，搅成泥。

3. 断电后取出猪肝泥，装入蒸碗中；倒入西红柿、红枣，加少许盐、食用油，拌匀，腌渍 10 分钟，备用。

4. 蒸锅上火烧开，放入蒸碗，用中火蒸约 15 分钟至熟。

5. 取出蒸碗，待稍微凉后放入碗中即可。

草莓土豆泥

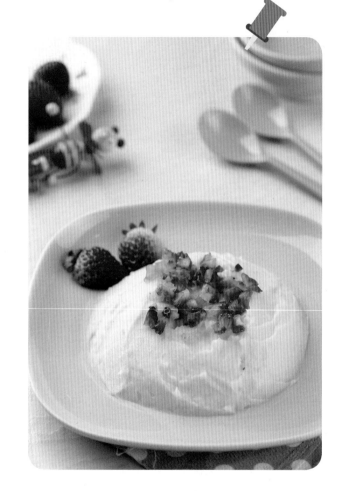

原料

草莓35克，土豆170克，牛奶50毫升。

调料

黄油、奶酪各适量。

做法

1. 将洗净去皮的土豆切成块，再切成薄片，装盘；洗好的草莓去蒂，切成薄片，剁成泥，备用。
2. 蒸锅注水烧开，放入土豆片，在土豆片上放少许黄油。
3. 盖上盖，用中火蒸10分钟；揭盖，取出蒸好的食材，放凉待用。
4. 把土豆片倒入碗中，捣成泥状。放入适量奶酪，搅拌均匀，注入少许牛奶。
5. 取一个小碗，盛入拌好的材料，点缀上草莓泥即可。

小叮咛　　如果是给1岁以内的宝宝食用，应用配方奶。黄油的脂肪含量较高，不宜多放。

胡萝卜牛肉汤

原料

牛肉 125 克，去皮胡萝卜 30 克，姜片、葱段各少许。

调料

盐、鸡粉各 1 克。

做法

1. 将洗净的胡萝卜切滚刀块，洗好的牛肉切块。
2. 汤锅中注水烧热，倒入切好的牛肉，汆去血水和脏污，捞出，沥干待用。
3. 将洗净的烧锅置火上，注水烧开，倒入汆好的牛肉，放入姜片、葱段，搅匀。
4. 盖上盖，用大火煮开后转小火续煮 1 小时至熟软。
5. 揭盖，倒入切好的胡萝卜，搅匀，续煮 30 分钟至胡萝卜熟软。
6. 加入盐、鸡粉，搅匀调味，关火后盛出煮好的汤，装碗即可。

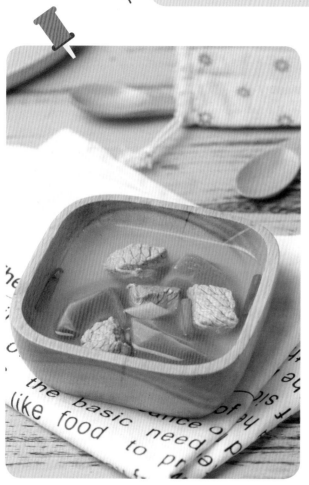

小叮咛 食材一定要切得小块一点，煮软烂，这样便于孩子咀嚼和消化。

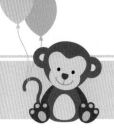

长高食谱，帮助宝宝发育

一直以来，孩子的健康问题都是家长尤为关心的事，随着时代的变迁，如今越来越多的家长关注起了孩子的身高问题。除了遗传因素对身高的影响外，营养的支持也对孩子的身高起着不容小觑的作用。

1 关键营养素

蛋白质被誉为"生命的第一要素"，不管是骨骼的组成，还是激素的合成都需要它的参与；维生素在调节物质代谢和促进生长发育方面发挥着重要作用，与人体骨骼形成和生长有密切关系的是维生素A、维生素D、维生素C；钙是构成骨骼的主要成分，锌是促进生长发育的关键元素之一，这两种矿物质对孩子长高有着重要影响。

2 明星食材推荐

食物分类	代表性食材
蔬菜类	碗豆、青椒、木耳等
水果类	梨子、西梅、火龙果等
肉类	牛肉、三文鱼、鳕鱼、牡蛎等
其他类	牛奶、奶酪、坚果等

3 喂养叮咛

家长在准备孩子的一日三餐时，首先要多选择一些食材，荤素搭配，以保证营养素的全面、均衡。其次，每天让孩子适量饮用白开水，还可将鲜榨果汁作为孩子的日常饮水。另外，应避免孩子长期食用保健品，以免孩子出现肥胖、性早熟等现象。

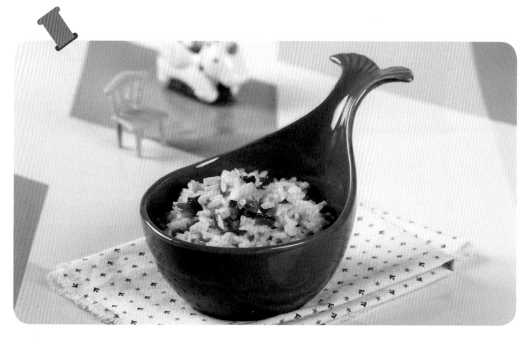

豌豆鸡丁炒饭

原料 米饭 50 克，鸡蛋 1 个，豌豆 25 克，彩椒 15 克，鸡胸肉 50 克。

调料 盐 2 克，食用油适量。

小叮咛

还可根据宝宝的喜好加入其他食材，比如西红柿、黄瓜等。

做法

1. 将洗净的彩椒切成小丁块，洗好的鸡胸肉切成小丁块。

2. 鸡蛋打入碗中，搅散、拌匀，待用。

3. 锅中注入适量清水烧开，倒入洗好的豌豆，煮约 2 分钟至断生。

4. 倒入鸡胸肉，拌匀，煮至变色，捞出，沥干待用。

5. 用油起锅，倒入蛋液，炒散，放入彩椒、豌豆、米饭，炒散、炒匀。

6. 倒入氽过水的材料，炒至米饭变软。

7. 加少许盐调味，拌炒片刻，至食材入味，关火后盛出即可。

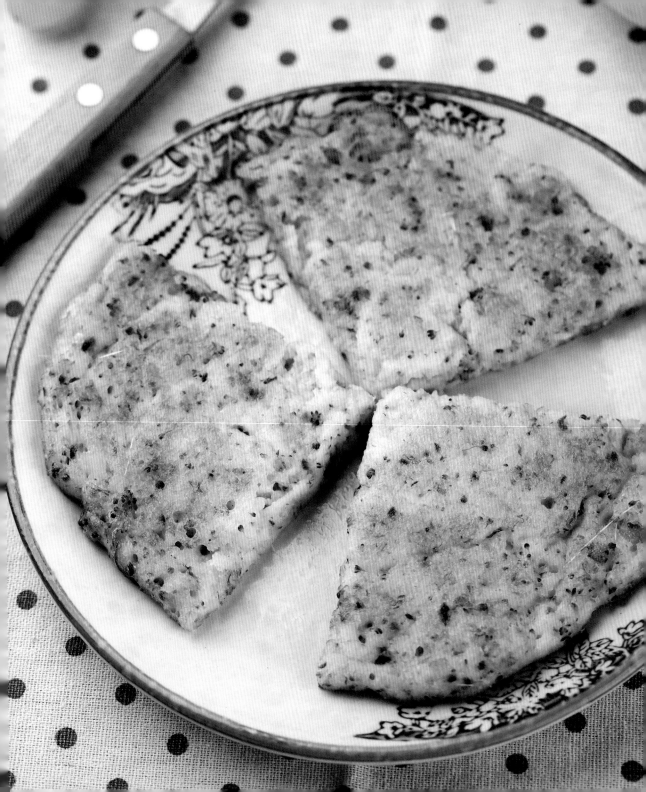

鲜鱼奶酪煎饼

原料

鲈鱼肉180克，土豆130克，西兰花30克。

调料

奶酪35克，食用油适量。

做法

1. 将去皮洗净的土豆切成小块；锅中注水烧开，放入洗净的西兰花，煮1分钟，捞出，放凉待用。

2. 蒸锅上火烧开，分别放入装有土豆和鲈鱼肉的蒸盘，用中火蒸约15分钟至食材熟软，取出，放凉备用。

3. 将放凉的西兰花剁成末；鲈鱼肉去除鱼皮，压碎，切成泥；土豆压成泥状。

4. 把土豆泥装入大碗中，放入奶酪，拌匀，倒入鱼肉泥、西兰花，拌匀，制成鱼肉团。

5. 取一个干净的盘子，抹上少许食用油，放入鱼肉团，抹平、铺匀，压成薄饼状，即成奶酪饼坯。

6. 锅中注油烧热，放入奶酪饼坯，煎出焦香味，将饼坯分成四等份，转动煎锅，用小火煎一小会儿。

7. 再将四块饼坯各分成两小块，再煎片刻至饼成焦黄色，关火后盛出即可。

小叮咛 若在锅中不方便将饼分成小块，可待其煎熟放凉后再切成小块。

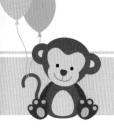

健脑食谱，聪明宝宝的大脑

让宝宝更加聪明，是每一位妈妈的心愿。婴幼儿期是宝宝大脑发育的关键时期，大脑需要哪些营养的支持呢？此时妈妈应该怎样喂养才能让宝宝更聪明呢？别急，接下来我们就介绍一些有关健脑的知识和食谱，以供参考。

 1 关键营养素

蛋白质是大脑发育必不可少的物质，约占脑重量的 35%，是维持大脑正常功能的基础，同时也在神经兴奋和抑制过程中发挥着重要作用；碳水化合物可以为大脑提供能量；不饱和脂肪酸和卵磷脂是构成大脑的重要物质，能提升脑细胞的活力，增强记忆力和思维能力。

2 明星食材推荐

食物分类	代表性食材
蔬菜类	西红柿、南瓜、菠菜、玉米等
水果类	橙子、猕猴桃、草莓、香蕉、菠萝等
肉类、海鲜类	牛肉、猪肝、虾、扇贝等
坚果类	核桃、芝麻、松子、葵花子等
其他类	紫菜、鸡蛋、橄榄油、豆制品等

3 喂养叮咛

建议广大妈妈最好纯母乳喂养宝宝至少至 6 个月，不要盲目断奶。在日常生活中应少让孩子食用汉堡、薯条、炸鸡等食品，反之，其中含有的饱和脂肪酸将会影响孩子的大脑发育。此外，让孩子吃些硬质食物可提升咀嚼的能力，进而提高脑部活力。

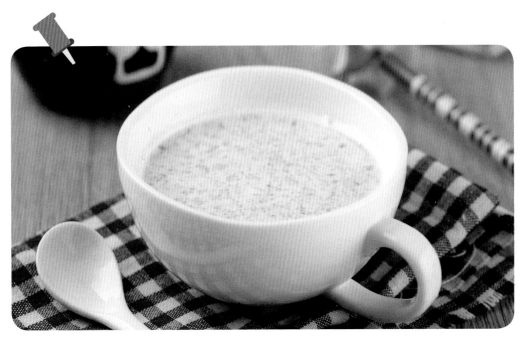

 ## 奶酪香蕉羹

原料 奶酪 10 克，熟鸡蛋 1 个，香蕉 1 根，胡萝卜 45 克，牛奶 180 毫升。

小叮咛

　　煮制此羹时，奶酪不要加太多，以免宝宝吃起来太腻。

做法

1. 将胡萝卜切成粒；香蕉去皮，用刀剁成泥状；熟鸡蛋取出蛋黄，用刀把蛋黄压碎。
2. 汤锅中注水烧热，倒入切好的胡萝卜，盖上盖，烧开后用小火煮5分钟至其熟透。
3. 揭盖，将胡萝卜捞出，将其切碎，剁成末。
4. 汤锅中注入适量清水，大火烧热，倒入牛奶，煮沸。
5. 倒入香蕉泥、胡萝卜、奶酪，拌匀煮沸，倒入鸡蛋黄，拌匀。
6. 盛出煮好的汤羹，装入碗中即可。

黄瓜虾仁粥

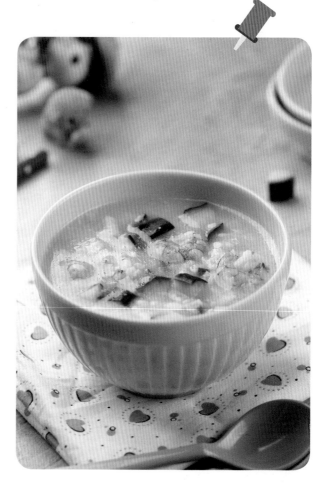

原 料

黄瓜 50 克，水发大米 50 克，虾仁 50 克。

调 料

芝麻油、盐各适量。

做 法

1. 将洗净的黄瓜切开，切成小丁块，备用。
2. 锅中注水烧开，倒入洗净的大米，煮开后用小火煮 30 分钟。
3. 揭盖，倒入切好的黄瓜、虾仁，拌匀，煮至沸。
4. 加入少许盐，淋入适量芝麻油，拌匀。
5. 关火后盛出煮好的粥即可。

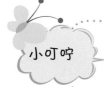 小叮咛　　粥里可以放些姜末，可起到提鲜去腥的效果。

牛奶黑芝麻糊

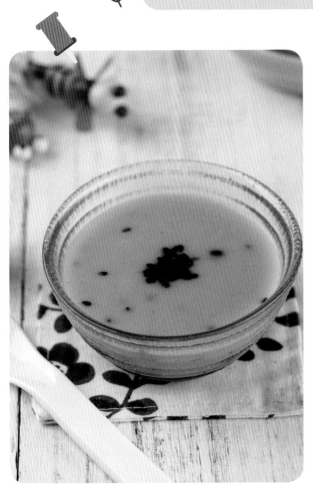

原料

配方奶粉 15 克，黑芝麻 10 克，糯米粉 15 克。

调料

白糖适量。

做法

1. 将适量开水注入糯米粉中，搅拌均匀，调成糊状。
2. 在配方奶粉中注入适量凉开水，搅匀，待用。
3. 砂锅中注入适量清水烧开，倒入黑芝麻、糯米粉，搅拌均匀。
4. 关火后放入配方奶粉，边倒边搅拌。
5. 加入少许白糖，搅拌至完全溶化。
6. 将煮好的芝麻糊盛出，装入碗中即可。

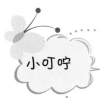 **小叮咛** 黑芝麻可先干炒后再煮，味道会更香。

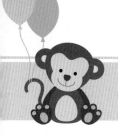

发热，吃点清淡食物

发热是小儿常见疾病之一。很多家长都对发热感到焦虑，担心宝宝"烧坏脑子"。之所以有这样那样的担心，是因为有些家长对发热存在误解。

1 正确认识小儿发热

正常情况下，宝宝的标准体温处于 36 ～ 37℃，宝宝在不同的状态下有一定的体温数值波动是正常现象，但如果体温超过 37.5℃ 就认为是发热了。一般将发热分为四个程度：腋下体温 37.5 ～ 38℃ 为低热，38.1 ～ 39℃ 为中等热，39 ～ 41℃ 为高热，41℃ 以上为超高热。短暂性低热，通常是体内白细胞"对抗"病菌所造成的，但如果体温过高或持续发热，则需要家长及时带孩子就医。

2 具体饮食原则

以流质、半流质饮食为主。患儿在发热期间，其胃肠蠕动减慢，消化能力降低，此时的饮食最好少食多餐，并根据病情选择流质或半流质饮食，例如面汤、稀粥等。

不要强迫进食。有些患儿可能会出现食欲减退的伴随症状，如果实在没胃口，可以暂时不吃东西，家长切忌强迫进食，否则会引起呕吐、腹泻等，加重病情。

3 居家照护细则

◆体温在 38.5℃ 以下时，家长不需要特别处理，多观察，多让孩子喝水，并辅以温水洗澡降温，保持体温不升高即可。

◆给患儿提供舒适的休息环境，让其多卧床休息，室温控制在 18 ～ 22℃，湿度在 55% ～ 60%，定时开窗通风，保持空气清新。

◆高热时，孩子的口腔内易滋生细菌，诱发舌炎、牙龈炎，家长要及时做好口腔清洁。同时高热还会让孩子大量出汗，家长也要做好皮肤护理。

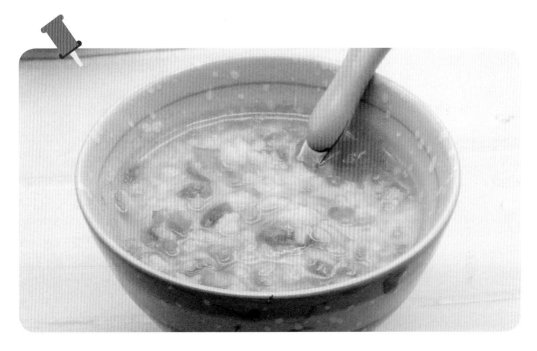

西红柿稀粥

原料 水发大米 60 克，西红柿 30 克。

做法

1. 将西红柿切成块，去皮、去籽，装盘待用。

2. 砂锅中注入适量清水烧开，倒入水发大米拌匀，盖上盖，烧开后用小火煮约 40 分钟。

3. 揭盖，倒入西红柿，搅拌均匀，盖上盖，再用小火煮约 5 分钟。

4. 揭盖，关火后将稀粥盛入碗中即可。

小叮咛

小月龄宝宝处于发热期间，可将米粥过滤后再给宝宝食用。

扫一扫，学食谱

菠菜米汤

原料

米浆300毫升，菠菜80克。

做法

1. 锅中注水烧开，倒入洗净的菠菜，拌匀，焯一会儿至断生。
2. 捞出氽好的菠菜，用搅拌机打烂后和米浆混合，搅拌均匀。

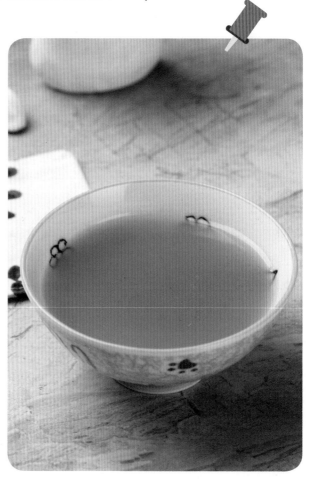

功能性食谱，宝宝吃得香、身体棒

鸡蛋玉米羹

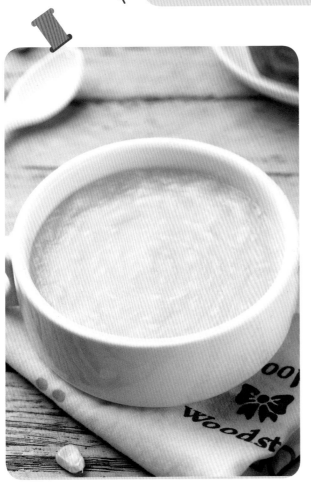

原料

玉米粉 100 克，鸡蛋液 50 克。

调料

黄油 30 克，水淀粉适量。

做法

1. 砂锅中注入适量清水烧开，倒入黄油，拌匀，煮至溶化。
2. 放入玉米粉，拌匀。
3. 盖上盖，烧开后用小火煮约10 分钟。
4. 揭盖，加入适量水淀粉勾芡。
5. 倒入备好的蛋液，拌匀，煮至蛋花成形。
6. 关火后盛出玉米羹即可。

小叮咛

先用水淀粉勾芡再淋入蛋液，这样出来的蛋花更漂亮。

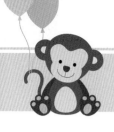

腹泻，温软食物更适合

腹泻是一种由多病因、多因素引起的以大便次数增多或大便性状改变为特点的婴幼儿常见病症。但母乳中含有"轻泻"作用的低聚糖，因此有些母乳喂养的宝宝大便偏稀，次数相对较多，不属于腹泻，家长要加以区分。

1 不能刻意止泻

有些家长盲目给宝宝服用止泻药。其实，腹泻是肠道排泄废物的一种保护性反应，通过腹泻将病菌、有害物质排出，对于孩子来说并不是坏事。相反，家长刻意止泻容易导致病毒、毒素、代谢物滞留在肠内，一旦被重新吸收，就会造成更严重的损害，例如细菌性肠炎，被盲目止泻后，就有可能引起毒血症或者败血症。所以，孩子在腹泻时，家长应根据医生的指导对症治疗，不能随意止泻。

2 具体饮食原则

视情况禁食。对于重型腹泻患儿或者呕吐频繁者，短暂禁食 4～6 小时，如果是一般患儿，则不要进食。适当摄入一些温软、易消化的食物，如米汤、粥等。

坚持母乳喂养。如果患儿还在接受母乳喂养，不能因为生病就突然断奶。断奶时间一般在一岁左右，并遵循循序渐进的原则，逐渐用辅食代替母乳。

煮沸的牛奶不能喝。煮沸牛奶或脱脂奶时，水分蒸发，剩下的浓缩部分中盐和矿物质含量较高，不适合腹泻患儿食用。

3 居家照护细则

◆要及时让孩子补充水分，或者服用补盐液。

◆在患儿每次排便之后用温水擦洗其臀部，并涂抹上护臀膏。

◆密切关注孩子的症状表现，以便向医生提供准确信息，方便医生诊治。

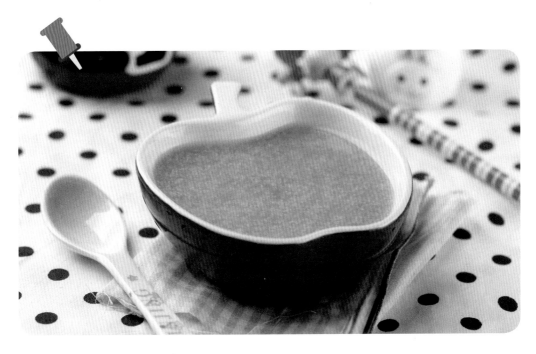

 苹果稀粥

原料 水发大米 50 克，苹果 40 克。

做法

1. 将洗净去皮的苹果对半切开，去核，改切成小粒。

2. 锅中注入适量清水烧开，倒入水发大米，拌匀。

3. 盖上盖，烧开后用小火煮 40 分钟至熟。

4. 揭盖，倒入苹果粒，拌匀，再盖上盖，用大火煮约 5 分钟至其沸。

5. 关火后盛出煮好的稀粥即可。

扫一扫，学食谱

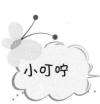

小叮咛

　　熟苹果有收敛作用，还可将苹果蒸或煮着给孩子吃。

145

小米胡萝卜泥

原料

小米 30 克，胡萝卜 30 克。

做法

1. 将洗净的胡萝卜切成粒，装入盘中待用。

2. 汤锅中注入适量清水，倒入洗好的小米，拌匀。

3. 盖上盖，用小火煮 30 分钟至小米熟烂；揭盖，把小米盛入滤网中，滤出米汤，待用。

4. 把胡萝卜放入烧开的蒸锅中，蒸 10 分钟至熟，取出。

5. 取榨汁机，选搅拌刀座组合，把胡萝卜倒入杯中，倒入米汤。

6. 盖上盖，将食材榨成泥，倒入碗中即可。

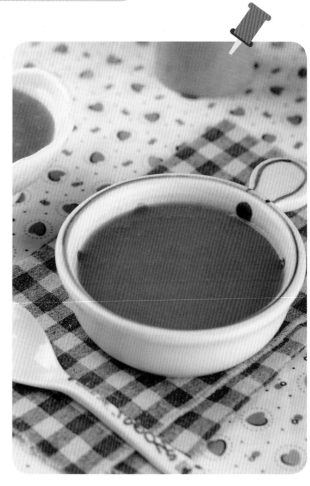

肉末碎面条

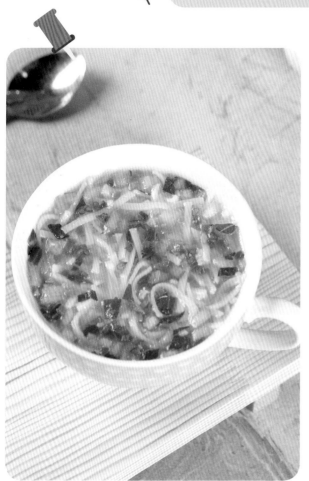

原料

肉末 50 克，上海青、胡萝卜各 30 克，湿面条 30 克，葱花少许。

调料

盐 2 克，食用油适量。

做法

1. 将胡萝卜、上海青切成粒，面条切成小段，分别装在盘中，待用。
2. 用油起锅，倒入备好的肉末，翻炒至其松散、变色。
3. 倒入胡萝卜、上海青，翻炒几下，注入适量清水，炒匀。
4. 加入盐，拌匀调味，用大火煮片刻。
5. 待汤汁沸腾后下入切好的面，煮至全部食材熟透，盛出装碗，撒上葱花即可。

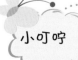

小叮咛 宝宝拉肚子时可以适当吃一些面片汤、碎面条，帮助消化吸收。

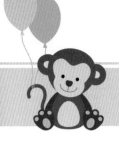

感冒，喝点驱寒粥饮

感冒又称上呼吸道感染，是鼻腔、咽喉部急性炎症的总称，也是小儿常见病之一，一年四季均可发病。引起感冒的原因有病毒或细菌感染、身体抵抗力低下、环境因素等，感冒的主要症状包括鼻塞、流涕、咽喉痛等。

1 小儿易患风寒感冒

中医认为，感冒的主要类型有风寒感冒、风热感冒等。一般来说，孩子患风寒感冒时会流清水一样的鼻涕，痰液也呈稀白状，大多时候嗓子不疼，只是干咳，口不干但怕冷。而风热感冒的症状则与之相反，浓黄鼻涕和痰液，嗓子红肿、疼痛，还总觉得口渴。家长可以依据两种感冒不同的症状进行区分，再进行针对性调理，才能帮助孩子尽快恢复健康。

2 具体饮食原则

适当吃些驱寒食物。当孩子患风寒感冒时，不妨让孩子适当喝些姜糖茶和葱姜水。姜糖茶和葱姜水具有散寒发汗、解表祛风的作用，有助于身体的好转与病情的恢复。

多吃新鲜果蔬。新鲜的蔬菜水果中含有大量的维生素，尤其是橙子、苹果、猕猴桃、生菜等食物富含维生素 C，有助于消化及提高人体免疫力。

3 居家照护细则

家长应注意观察孩子的病情变化，同时注意测量体温。如果体温超过38.5℃，可采取温水擦浴的方式进行物理降温。注意调控患儿房间的温度，保持在适宜温度，以免体感过热或过凉。如果孩子有鼻塞的症状，家长可以帮忙抬高其上半身，或者让其侧躺，以缓解呼吸困难。也可以在孩子鼻孔下方，放一块热气腾腾的毛巾，当蒸汽钻进鼻孔时，鼻子就会变得通畅。

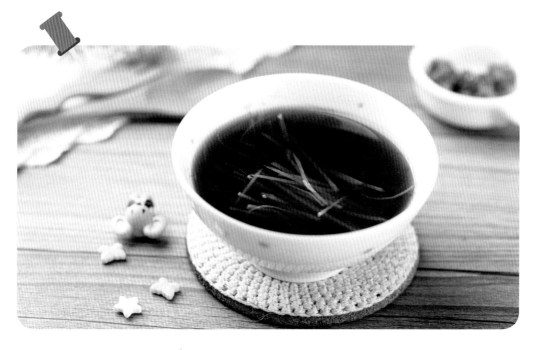

姜糖茶

原料 生姜 30 克。

调料 红糖 10 克。

小叮咛

　　给孩子食用时建议将姜丝滤出，以免卡喉。

做法

1. 将洗净去皮的生姜切成薄片，再切成细丝，备用。
2. 砂锅中注入适量清水，烧开，放入姜丝。
3. 调至大火，煮 1 分 30 秒。
4. 调至小火，倒入适量红糖。
5. 搅拌均匀，至红糖完全溶解。
6. 关火后盛出煮好的姜糖茶即可。

橙子南瓜羹

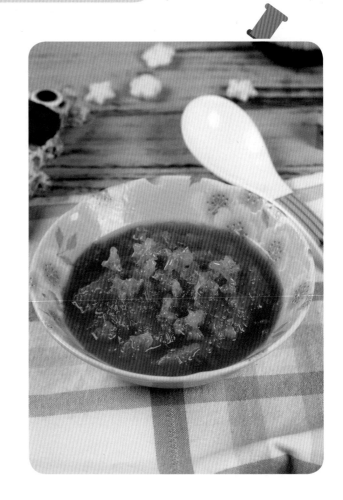

原料

南瓜 50 克，橙子 40 克。

调料

冰糖适量。

做法

1. 将南瓜去皮切片；橙子去皮，切取果肉剁碎，备用。

2. 蒸锅上火烧开，放入南瓜片，盖上盖，烧开后用中火蒸至南瓜软烂。

3. 揭盖取出南瓜片，放凉后捣成泥状，待用。

4. 锅中注水烧开，倒入冰糖，拌匀，煮至溶化。

5. 倒入南瓜泥、橙子肉，搅拌均匀。

6. 用大火煮 1 分钟，撇去浮沫，关火后盛出即可。

小叮咛　　南瓜本身有甜味，所以冰糖可以少放或不放。

扫一扫，学食谱

鱼肉海苔粥

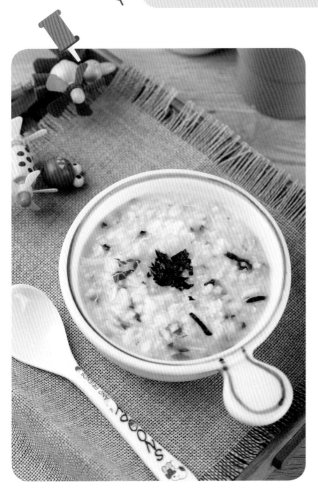

原料

鲈鱼肉 80 克，小白菜 50 克，海苔少许，大米 50 克。

调料

盐少许。

做法

1. 将洗好的小白菜剁成末；鱼肉切段，去除鱼皮；海苔切碎，备用。

2. 取榨汁机，将大米磨成米碎，装碗。

3. 把鱼肉放入蒸锅中，蒸 8 分钟至熟透，取出放入碗中，用勺子压碎。

4. 汤锅置于旺火上，加适量清水，倒入米碎，用勺子搅拌片刻，煮成米糊。

5. 加入盐，搅匀，调成小火，倒入鱼肉，搅拌片刻。

6. 加入小白菜，拌匀，煮沸至入味，放入海苔，拌匀后盛出即可。

小叮咛　　制作鱼肉粥时，应尽量选腹部刺较少的鱼肉或容易去刺的鱼肉给宝宝吃。

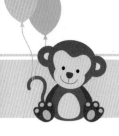

咳嗽，润肺食物好处多

小儿咳嗽是小儿呼吸道疾病的常见症状之一。造成这一症状的原因有很多，异物吸入、二手烟或有害气体吸入，以及病菌引发疾病等，都会导致咳嗽。

1 不要急于止咳

正常情况下，咳嗽属于机体的一种自我保护。人的呼吸道黏膜上有很多绒毛，它们不断摆动以清扫混入呼吸道的灰尘、微生物或者其他异物，这些东西堆积多了，就会刺激神经冲动，引发咳嗽，从而将"垃圾"排出。如果家长盲目通过药物止咳，"垃圾"聚集体内，反而会引发其他疾病。

2 具体饮食原则

适当食用润肺食物。可让孩子食用一些有助于缓解咳嗽的食物，例如雪梨、枇杷、百合等，这些食物都具有润肺清燥、止咳化痰的功效。

烹饪以蒸煮为主。孩子在咳嗽期间，身体比较虚弱，时而出现食欲不振、消化力减弱等情况，此时适宜吃些蒸煮的清淡食物，不要进食油炸食品。

3 居家照护细则

◆如果孩子咳嗽并伴有痰液，家长可以将其头部抬高，减少腹部对肺部的压力，从而促进痰液的排出。

◆督促孩子多喝白开水。

◆充足的睡眠有助于免疫力的增强，让身体在抵御病菌侵袭时更有"战斗力"，所以家长要监督孩子尽早休息。

◆如果孩子的症状较重、持续时间较长，家长应及时带其就医，切不可擅自滥用止咳药物，以免抑制排痰反射。

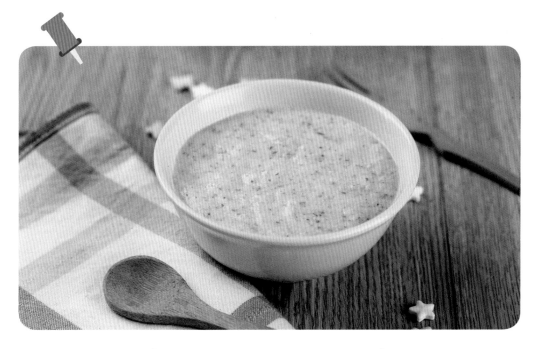

 山药杏仁糊

原料 山药 50 克，小米饭 50 克，南杏仁 10 克。

调料 白醋少许。

小叮咛

　　南杏仁可先用水泡发，这样可以缩短用榨汁机搅拌的时间。

做法

1. 将去皮洗净的山药切成丁。

2. 锅中注入适量清水烧开，倒入切好的山药，加少许白醋，拌匀，煮 2 分钟至熟透，捞出装盘。

3. 取榨汁机，将山药、小米饭、南杏仁倒入榨汁机杯中，倒入适量清水，盖上盖，将食材榨成糊。

4. 将榨好的山药杏仁糊倒入汤锅中，用勺子持续拌匀，再用小火煮约 1 分钟。

5. 把煮好的山药杏仁糊盛出，装入碗中即可。

银耳百合粳米粥

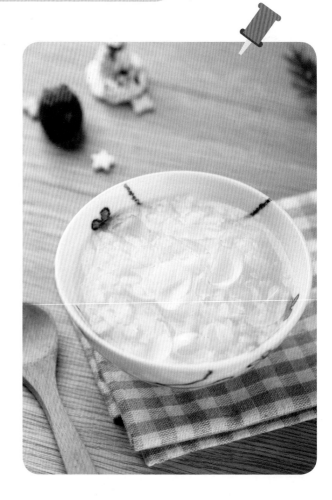

原料

粳米 50 克，水发银耳 20 克，水发百合 20 克。

做法

1. 砂锅中注入适量清水，烧开，倒入洗净的银耳。
2. 放入备好的百合、粳米，搅拌均匀，使米粒散开。
3. 盖上盖，烧开后用小火煮约 45 分钟，至食材熟透。
4. 揭盖，搅拌一会儿。
5. 关火后盛出煮好的银耳百合粳米粥，装在小碗中，稍微冷却后即可食用。

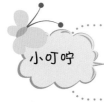

小叮咛

食用时可以加入少许冰糖，这样口感更佳。